イラストと雑学で楽しく学ぶ解剖学2

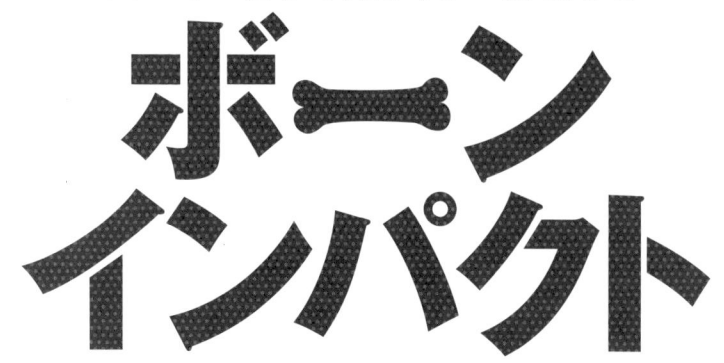

ボーン インパクト
[BONE IMPACT]

著・原田 晃
(お茶の水はりきゅう専門学校 専任教員)

医道の日本社
Ido・No・Nippon・Sha

はじめに

皆さんは解剖学と聞いて、どのようなイメージを持っていますか？「覚えづらい」「覚えることが多すぎる」「勉強していると眠くなる」……そんな声が聞こえてきそうです。実は、私自身も鍼灸学校の生徒だったころは、解剖学に対してそのようなイメージを持っていた一人で、解剖学の勉強に本当に苦労していました。

本書『ボーンインパクト』は、拙著『マッスルインパクト』に続く、イラストと雑学で楽しく学ぶ解剖学シリーズの第2弾です。『ボーンインパクト』は『マッスルインパクト』と同様、私自身の苦い経験をもとに、なるべくシンプルでわかりやすく、読んでいて楽しいことを最優先にして書きました。医療従事者にとって、大切な解剖学用語をきちんと網羅しつつも、情報量は最小限に留めてあります。また、随所に骨にまつわる雑学を紹介し、解剖学にあまり興味がなかった方々にも楽しく学習できるように工夫しています。

本書『ボーンインパクト』が、医療系学校の試験勉強や国家試験の勉強だけでなく、医療の現場に立たれた方の勉強にも役立てていただけたら望外の喜びです。

お茶の水はりきゅう専門学校 専任教員

原田 晃

本書の使い方

骨の名称を表しています

骨の形状をイラストで表しています

さまざまなキャラクターも骨について解説します

✓ 第2章：胸部

2 胸骨 [sternum]

①胸骨とは
上部より、胸骨柄・胸骨体・剣状突起の3部からなる扁平な骨である。

②胸骨の形状

- 頸切痕
- 鎖骨切痕 鎖骨との関節面
- 胸骨柄
- 胸骨角
- 胸骨体
- 肋骨切痕 肋骨との関節面（7対ある）
- 剣状突起

（前から）　（横から）

> 胸骨角に連結する肋骨は第2肋骨よ！

✓ 第2章：胸部

③胸肋関節
胸骨と肋骨の間の関節。第1肋骨は胸骨と軟骨性に連結しており、関節を形成しない。

- 放射状胸肋靭帯
- 放射状胸肋靭帯

> 第2から下の胸肋関節も年をとるとくっついちまうんだってさ

コツコツと雑学

鳥類の胸骨には「竜骨突起」という突起がついており、ここに飛行するための大きく強靭な筋肉が付着する。そのため飛行しないダチョウには「竜骨突起」は存在しない。

（鳥類の骨格）
- 竜骨突起

> 竜骨突起なんて、知らん！

（ダチョウ）

どの方向から見た図かを示しています

雑学的なエピソードを掲載しています

Contents

第1章 脊柱 …… 1

1. 脊柱 …… 2
2. 頚椎 …… 4
3. 胸椎 …… 7
4. 腰椎 …… 8
5. 仙骨 …… 10
6. 尾骨 …… 11

第2章 胸郭 …… 13

1. 胸郭 …… 14
2. 胸骨 …… 16
3. 肋骨 …… 18

第3章 上肢の骨格 …… 21

1. 上肢の骨格 …… 22
2. 鎖骨 …… 23
3. 肩甲骨 …… 25
4. 上腕骨 …… 28
5. 前腕の骨 …… 32
6. 手の骨 …… 36
7. 手根骨 …… 37
8. 中手骨 …… 39
9. 指骨 …… 40

第4章 下肢の骨格 …… 43

1. 下肢の骨格 …… 44
2. 寛骨 …… 45
3. 腸骨 …… 47
4. 坐骨 …… 48
5. 恥骨 …… 49
6. 骨盤 …… 50
7. 大腿骨 …… 55
8. 膝蓋骨 …… 58
9. 下腿の骨 …… 59
10. 足の骨 …… 62
11. 足根骨 …… 63
12. 中足骨 …… 67
13. 趾骨 …… 69

第5章 頭蓋骨 …… 71

1. 頭蓋骨 …… 72
2. 前頭骨 …… 73
3. 頭頂骨 …… 74
4. 後頭骨 …… 75
5. 側頭骨 …… 76
6. 蝶形骨 …… 80
7. 篩骨 …… 81
8. 脳頭蓋 …… 82
9. 鼻骨・涙骨・頬骨 …… 87
10. 上顎骨 …… 88
11. 口蓋骨・下鼻甲介・鋤骨 …… 89
12. 下顎骨・舌骨 …… 90
13. 顔面頭蓋 …… 92

付録 …… 97
INDEX …… 102

第1章
脊柱

Chapter 1
Vertebral column

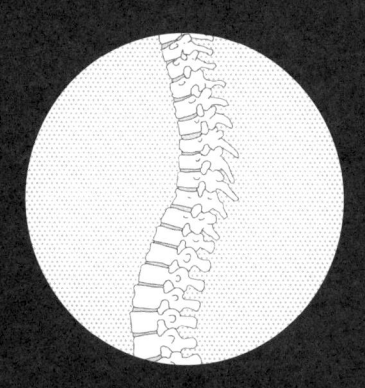

☑ 第1章：脊柱

1 脊柱 【vertebral column】

①脊柱とは
頚椎・胸椎・腰椎・仙椎・尾椎の約30個の骨から構成される。

〈脊柱全景〉
- 頚椎（7個） — 前弯
- 胸椎（12個） — 後弯
- 腰椎（5個） — 前弯
- 仙椎（5個） — 後弯
- 尾椎（3〜5個）

②脊柱の弯曲

頚椎	-----	前弯
胸椎	-----	後弯
腰椎	-----	前弯
仙椎	-----	後弯

※側面からみるとS字形

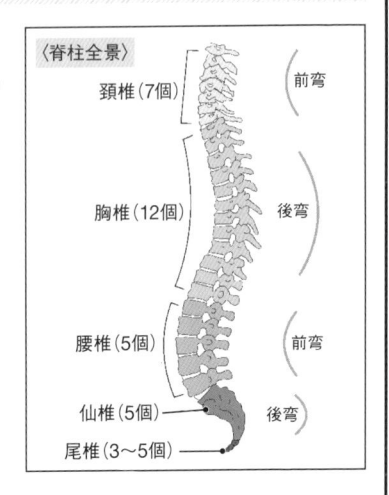

③椎骨の形状（椎骨の基本形）

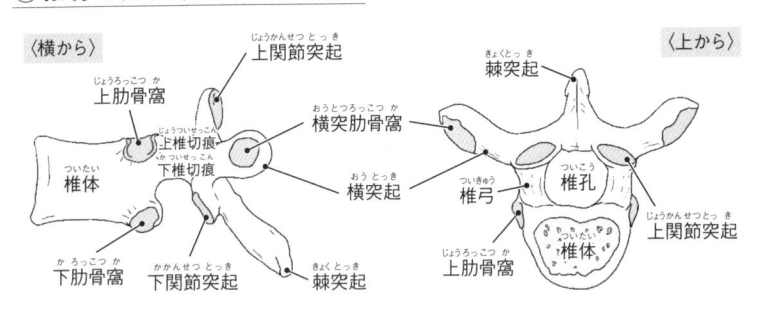

〈横から〉
- 上関節突起
- 上肋骨窩
- 上椎切痕
- 下椎切痕
- 椎体
- 下肋骨窩
- 下関節突起
- 棘突起

〈上から〉
- 棘突起
- 横突肋骨窩
- 横突起
- 椎弓
- 椎孔
- 上関節突起
- 上肋骨窩
- 椎体

椎弓からは、棘突起×1、上関節突起×2、下関節突起×2、横突起×2の合計7つの突起が出るよ！ 変な角が生えたキツネに見えるね

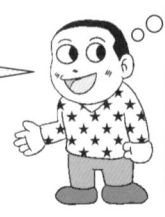

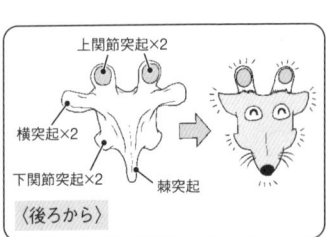

〈後ろから〉
- 上関節突起×2
- 横突起×2
- 下関節突起×2
- 棘突起

④椎骨同士の連結

1.関節による連結

上位椎骨の下関節突起と下位椎骨の上関節突起が椎間関節をつくる。

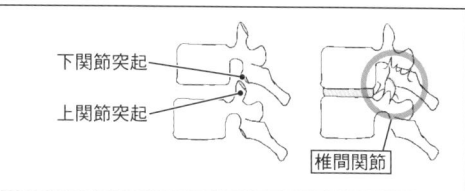

- 下関節突起
- 上関節突起
- 椎間関節

2.椎間(円)板による連結

椎骨と椎骨の間には、椎間(円)板と呼ばれる線維軟骨があり、椎骨と椎骨を連結すると同時に、椎骨にかかる衝撃を吸収する。

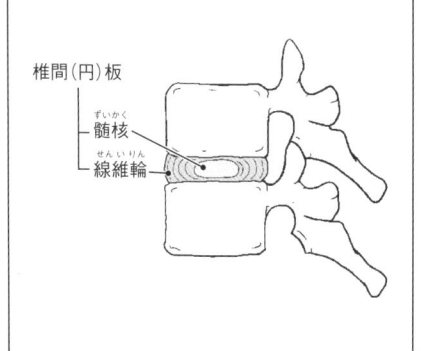

- 椎間(円)板
  - 髄核
  - 線維輪

我々の祖先に近い動物である「ナメクジウオ」は、ゼリー状の「脊索」を持っており、「髄核」はこの「脊索」が進化の過程で変化したものと考えられている。

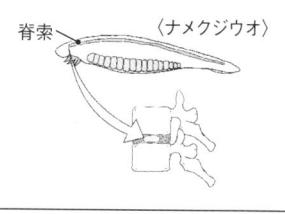

〈ナメクジウオ〉
- 脊索

3.靭帯による連結

前縦靭帯・後縦靭帯・棘上靭帯・棘間靭帯・黄色靭帯が椎骨の連結、支持に関与する。

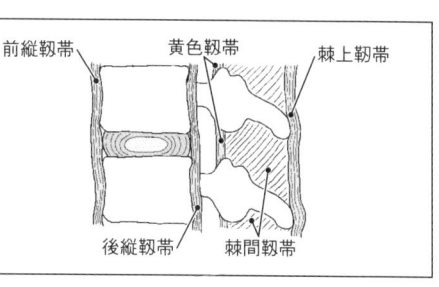

- 前縦靭帯
- 黄色靭帯
- 棘上靭帯
- 後縦靭帯
- 棘間靭帯

☑ 第1章：脊柱

2 頚椎 [cervical vertebre]

①頚椎とは

頚椎は7つの椎骨からなり、頭部の支持や運動にかかわる。Cで略される。多様な頭部の運動を可能にするために特殊な形状をしている。

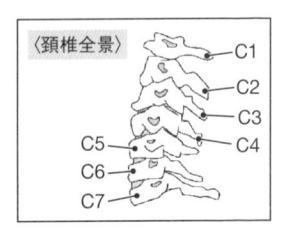

〈頚椎全景〉 C1／C2／C3／C4／C5／C6／C7

②特殊な横突起

頚椎では肋骨が退化し、横突起の一部となっており、本来の横突起と癒合して、横突孔を形成する。

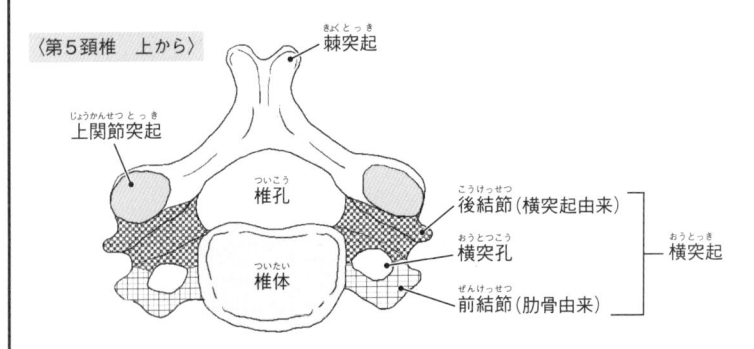

〈第5頚椎 上から〉
- 棘突起
- 上関節突起
- 椎孔
- 椎体
- 後結節（横突起由来）
- 横突孔
- 前結節（肋骨由来）
- 横突起

※C1～C6の横突孔には椎骨動脈が通り、上行して脳に至る。また、脊髄神経溝には頚神経が通過する。

- 脊髄神経溝
- 頚神経
- 椎骨動脈

③頚椎にみられる特化

1.環椎(C1)と軸椎(C2)

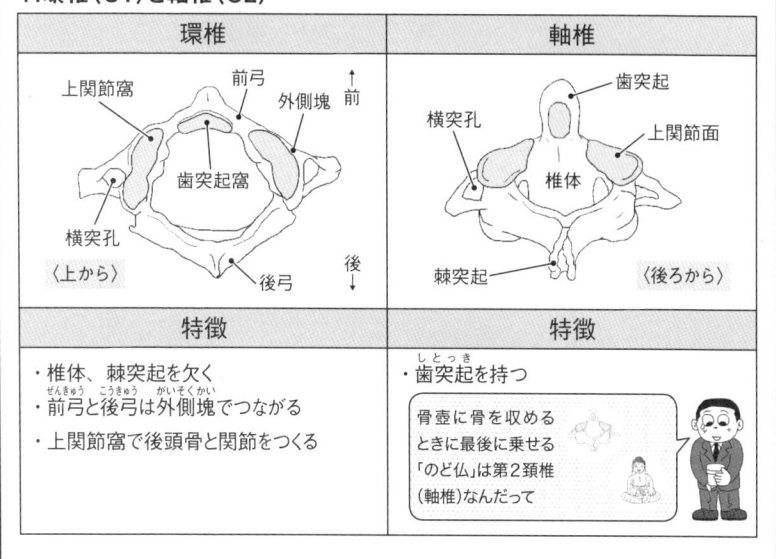

環椎	軸椎
〈上から〉 上関節窩、前弓、外側塊、歯突起窩、横突孔、後弓	〈後ろから〉 歯突起、横突孔、椎体、上関節面、棘突起
特徴	**特徴**
・椎体、棘突起を欠く ・前弓と後弓は外側塊でつながる ・上関節窩で後頭骨と関節をつくる	・歯突起を持つ 骨壺に骨を収めるときに最後に乗せる「のど仏」は第2頚椎(軸椎)なんだって

〈環椎と軸椎で見られる関節〉

環椎後頭関節	外側環軸関節	正中環軸関節
後頭骨の後頭顆と環椎上関節面がなす関節	環椎の下関節面と軸椎の上関節面がなす関節	軸椎の歯突起が環椎の椎孔に入り込みできる関節
〈後ろから〉 後頭顆、環椎上関節面、環椎後頭関節	〈後ろから〉 環椎下関節面、軸椎上関節面、外側環軸関節	環椎十字靭帯、翼状靭帯、〈後頭骨〉、〈環椎〉、〈軸椎〉
・楕円関節で、頭部の前後屈にかかわる	・平面関節である	・車軸関節である ・翼状靭帯と環椎十字靭帯(環椎横靭帯、縦束)で連結

☑ 第1章：脊柱

2.隆椎(C7)

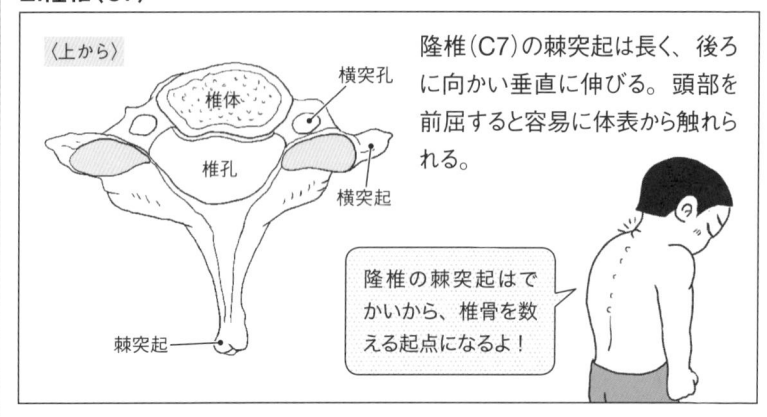

〈上から〉

椎体
横突孔
椎孔
横突起
棘突起

隆椎(C7)の棘突起は長く、後ろに向かい垂直に伸びる。頭部を前屈すると容易に体表から触れられる。

> 隆椎の棘突起はでかいから、椎骨を数える起点になるよ！

コツコツと雑学

首が非常に長いキリンも、一見、首がないように見えるクジラも、哺乳類の頚椎の数は「7つ」である。一方、鳥類などの頚椎の数はまちまちで、例えばニワトリでは14個、白鳥は23個、アヒルは15個である。両生類のカエルは1つしかない。

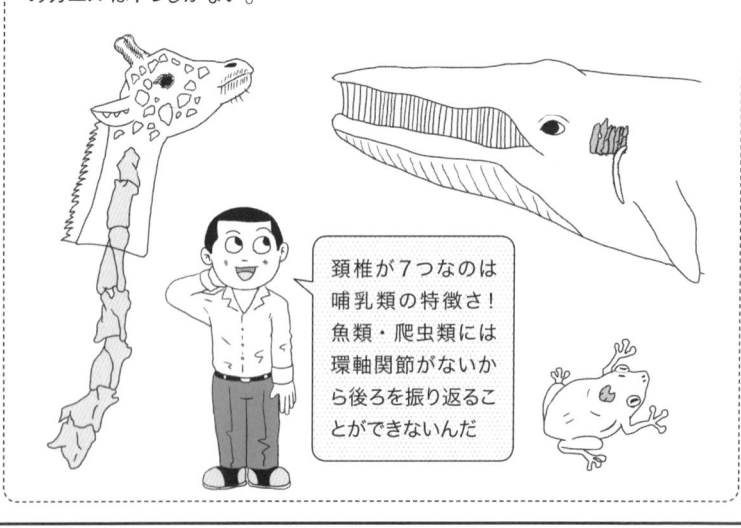

> 頚椎が7つなのは哺乳類の特徴さ！魚類・爬虫類には環軸関節がないから後ろを振り返ることができないんだ

☑ 第1章：脊柱

3 胸椎 【thoracic vertebrae】

①胸椎とは

胸椎は12個の椎骨からなり、肋骨と胸骨とともに胸郭を形成する。Tで略される。

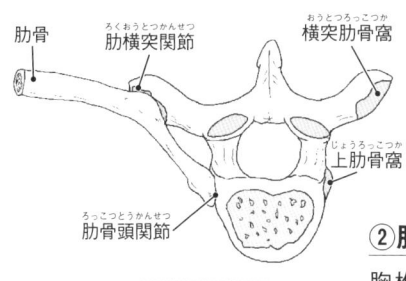

〈胸椎全景〉
T1, T2, T3, T4, T5, T6, T7, T8, T9, T10, T11, T12

肋骨
肋横突関節
横突肋骨窩
上肋骨窩
肋骨頭関節

〈胸椎 上から〉

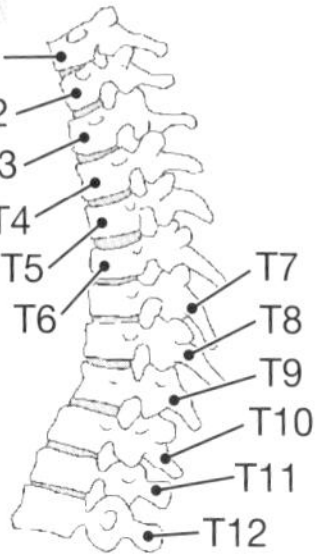

②肋骨との連結

胸椎には肋骨が連結する。そのため、胸骨の椎体には肋骨との関節面がある。

コツコツと雑学

アリクイやナマケモノなどの「異節類」の仲間は、他の哺乳類とは異なる椎骨の特徴を持っている。

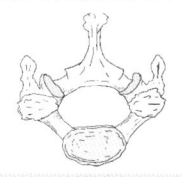

〈アリクイの椎骨 上から〉

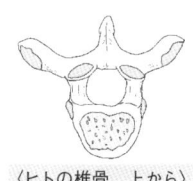

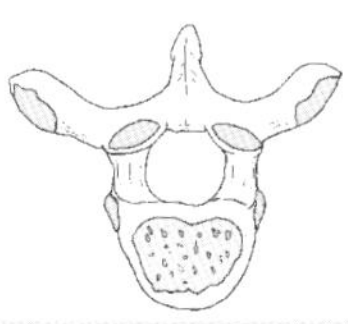

〈ヒトの椎骨 上から〉

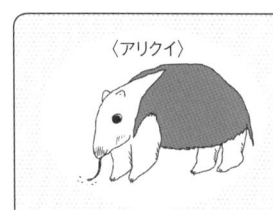

〈アリクイ〉

ナマケモノ、アルマジロ、アリクイなどは特殊な形状の椎骨を持つことから、異節類というグループに分類されるよ！こいつらは椎骨だけでなく、骨盤も特殊で腸骨と仙骨が癒合しているんだって！

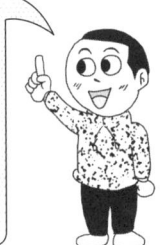

☑ 第1章：脊柱

4 腰椎 [lumbar vertebrae]

①腰椎とは

腰椎は5つの椎骨からなり、上半身の重量を支える。このため、他の椎骨に比べ、椎体が非常に大きく、また椎間板も厚くなっている。Lで略される。

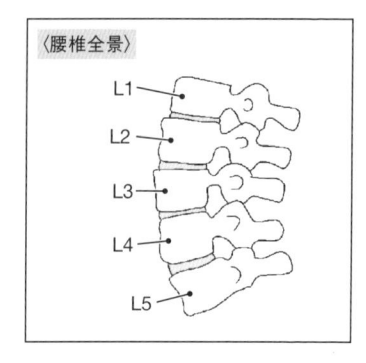

〈腰椎全景〉
L1
L2
L3
L4
L5

②肋骨突起

腰椎では肋骨が退化して、突起状になり肋骨突起を形成する。

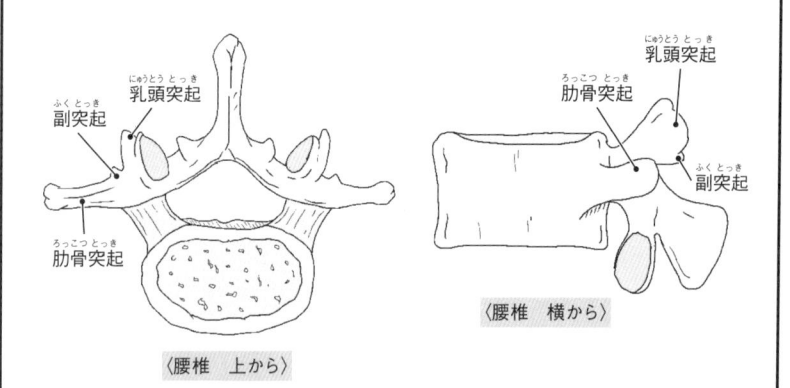

〈腰椎 上から〉
副突起
乳頭突起
肋骨突起

〈腰椎 横から〉
乳頭突起
肋骨突起
副突起

③副突起と乳頭突起

腰椎では肋骨突起が発達し、側方に張り出すので、一見、これが横突起のように見える。本来の横突起は縮小して、副突起と乳頭突起になる。

④腰椎の可動性～他の椎骨との比較～

	腰椎	胸椎	頚椎		
			～C1	C1～C2	C2～C7
屈曲・伸展	65°	30°	35°	15°	90°
側屈	40°	30°	10°	26°	60°
回旋	10°	80°	0°	90°	60°

> 腰椎は、屈曲・伸展に大きな可動域を持つから、すごくストレスがかかって傷めやすい部位なんだ…

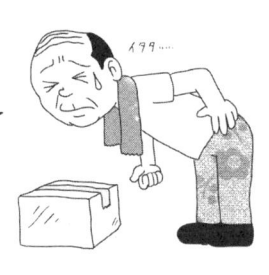

イタタ…

コツコツと雑学

爬虫類には哺乳類の腰椎にあたる部位はなく、肋骨が着く多くの胸椎の後に仙椎が続く。

〈トカゲの骨格〉

> 爬虫類なんかは脊柱が肋骨だらけだから、身体を屈曲することはできないんだ！

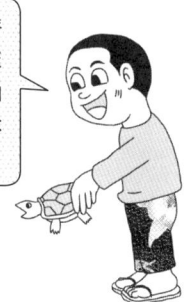

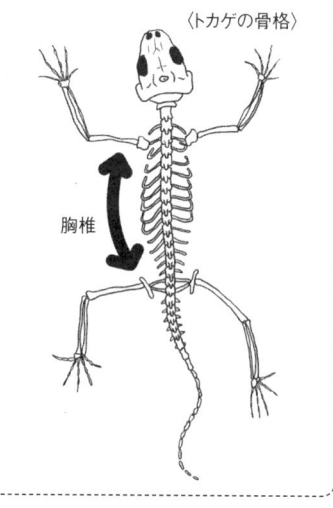

胸椎

☑ 第1章：脊柱

5 仙骨 [sacrum]

① 仙骨とは

生後5つあった仙椎は、思春期頃までに癒合し、1つの仙骨となり、骨盤の後壁をつくる。Sで略される。

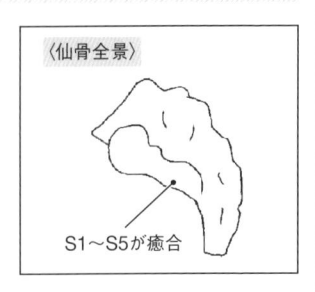

〈仙骨全景〉
S1〜S5が癒合

② 仙骨の形状

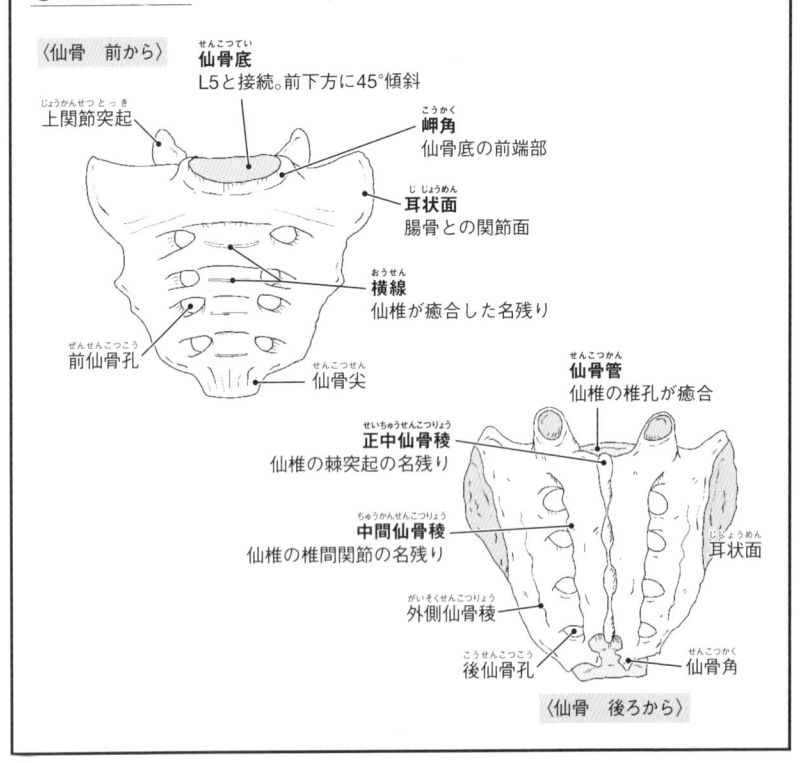

〈仙骨　前から〉

仙骨底
L5と接続。前下方に45°傾斜

上関節突起

岬角
仙骨底の前端部

耳状面
腸骨との関節面

横線
仙椎が癒合した名残り

前仙骨孔

仙骨尖

仙骨管
仙椎の椎孔が癒合

正中仙骨稜
仙椎の棘突起の名残り

中間仙骨稜
仙椎の椎間関節の名残り

耳状面

外側仙骨稜

後仙骨孔

仙骨角

〈仙骨　後ろから〉

☑第1章：脊柱

6 尾骨 【coccyx】

①尾骨とは

尾骨は3～5の尾椎が融合してできた骨である。Coで略される。

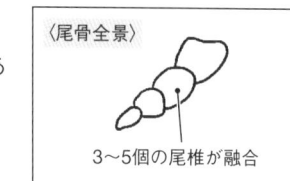

〈尾骨全景〉

3～5個の尾椎が融合

②尾骨の形状

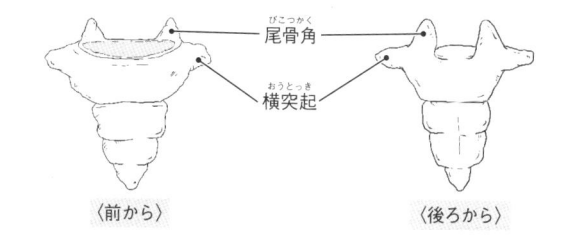

尾骨角
横突起

〈前から〉　〈後ろから〉

コツコツと雑学

トカゲの仲間には、尾骨の一部に「自切面」を持っているものがあり、天敵などに襲われたとき、尾椎の一部を自切して逃げる。

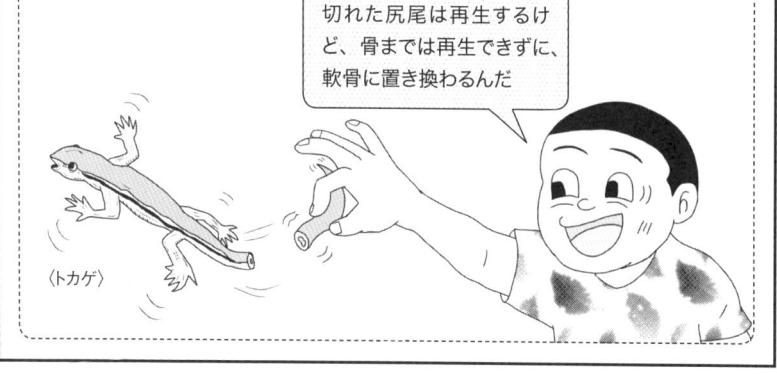

切れた尻尾は再生するけど、骨までは再生できずに、軟骨に置き換わるんだ

〈トカゲ〉

第2章
胸郭

Chapter 2
Thorax

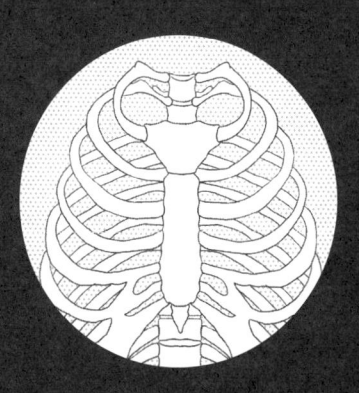

第2章：胸郭

1 胸郭 [thorax]

①胸郭とは
胸椎・肋骨・胸骨の37個の骨から構成される。

②胸腔とは
肋間筋が肋骨の隙間を埋め（胸壁）、胸郭底部を横隔膜が埋めると、胸腔ができる。ここに肺や心臓などの臓器が収納される。

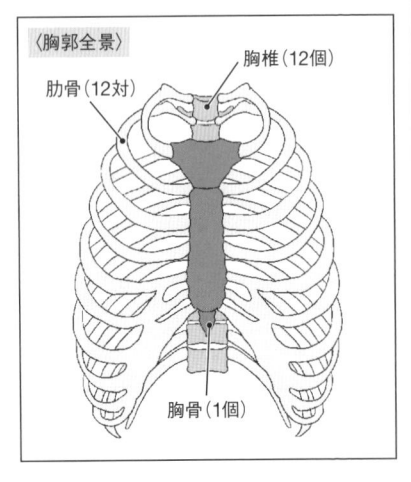

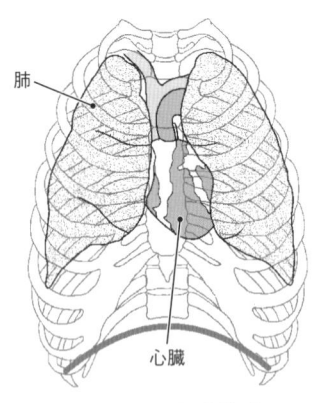

〈胸郭全景〉
- 胸椎（12個）
- 肋骨（12対）
- 胸骨（1個）

胸腔内には肺や心臓が収納される。

胸郭を構成するには、胸椎・左右の肋骨・胸骨の3種の骨が必要よ！
だから、胸骨のない魚類や爬虫類には胸郭がないの

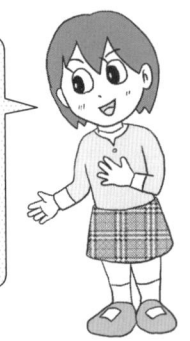

〈魚類の骨格〉

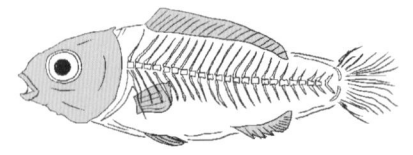

胸骨がないので、胸郭を構成しない。

③胸郭上口と胸郭下口

胸郭上口とは、第1胸椎・第1肋骨・胸骨柄上縁で構成される。

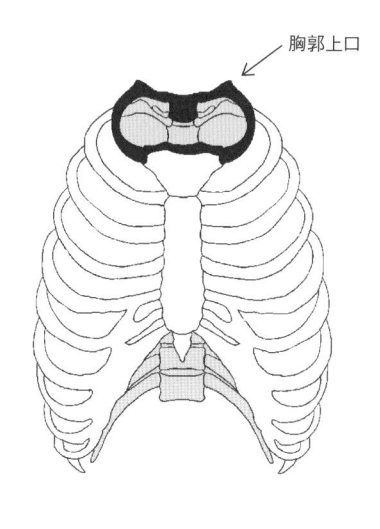

胸郭上口

胸郭上口を通るもの
・食道
・気管
・交感神経幹
・横隔神経
・迷走神経
など

胸郭下口とは、第12胸椎、第12肋骨、第11肋骨尖端、肋骨弓、剣状突起の連なりで構成される。

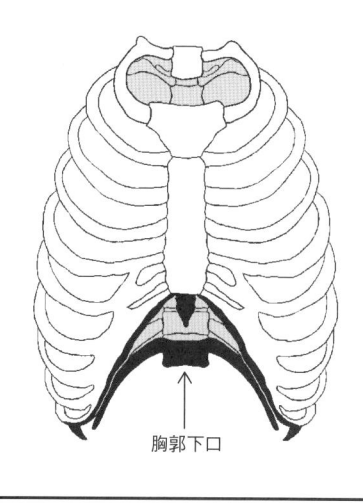

> 副神経、斜角筋、上大静脈は胸郭上口を通らないから注意よ！

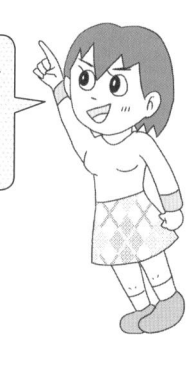

胸郭下口

☑ 第2章：胸郭

2 胸骨 【sternum】

①胸骨とは
上部より、胸骨柄・胸骨体・剣状突起の3部からなる扁平な骨である。

②胸骨の形状

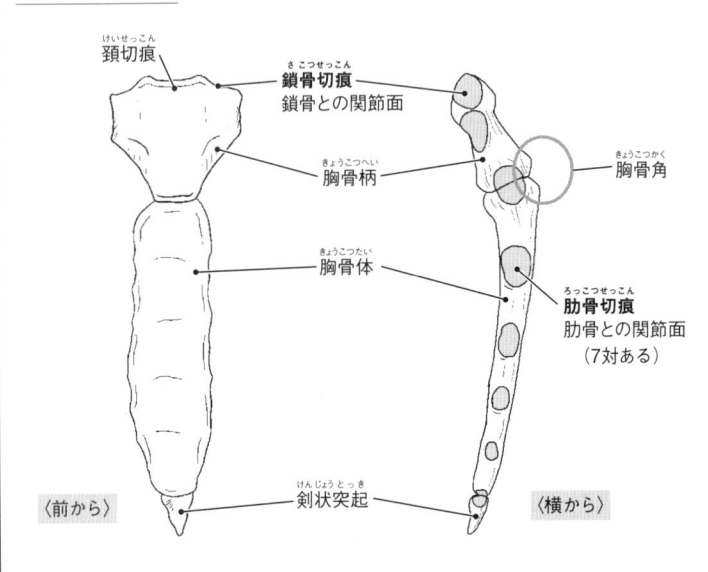

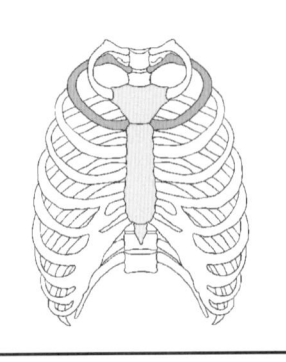

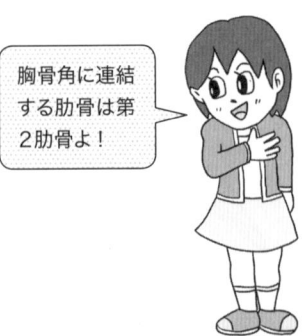

- 頚切痕
- **鎖骨切痕** 鎖骨との関節面
- 胸骨柄
- 胸骨角
- 胸骨体
- **肋骨切痕** 肋骨との関節面（7対ある）
- 剣状突起

〈前から〉 〈横から〉

> 胸骨角に連結する肋骨は第2肋骨よ！

③胸肋関節

胸骨と肋骨の間の関節。第1肋骨は胸骨と軟骨性に連結しており、関節を形成しない。

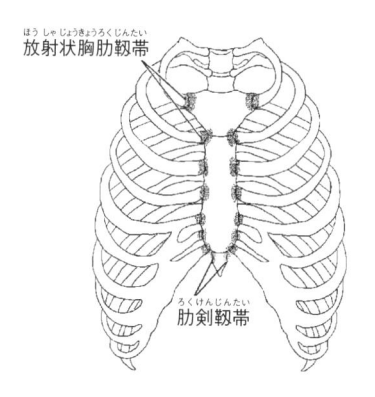

放射状胸肋靱帯

肋剣靱帯

> 第2から下の胸肋関節も年をとるとくっついちまうんだってさ

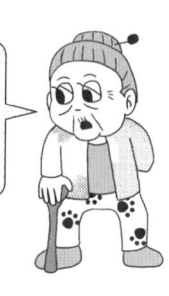

コツコツと雑学

鳥類の胸骨には「竜骨突起」という突起がついており、ここに飛行するための大きく強靱な筋肉が付着する。そのため飛行しないダチョウには「竜骨突起」は存在しない。

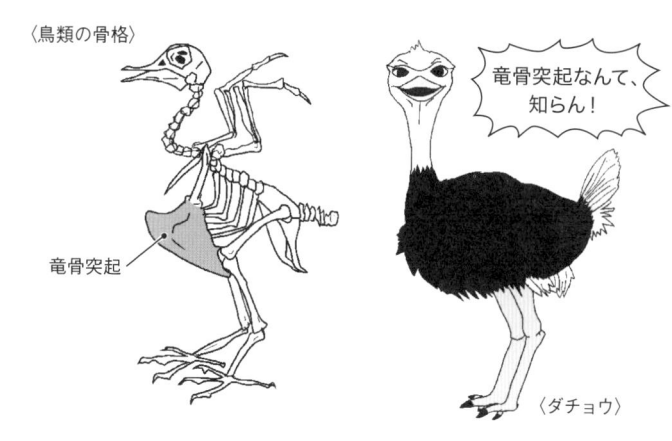

〈鳥類の骨格〉

竜骨突起

> 竜骨突起なんて、知らん！

〈ダチョウ〉

第2章：胸郭

3 肋骨 [ribs]

①肋骨とは

肋骨は12対の扁平骨で、肋軟骨と肋硬骨からなる。肋軟骨は胸骨と連結する。

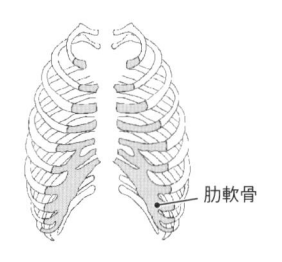

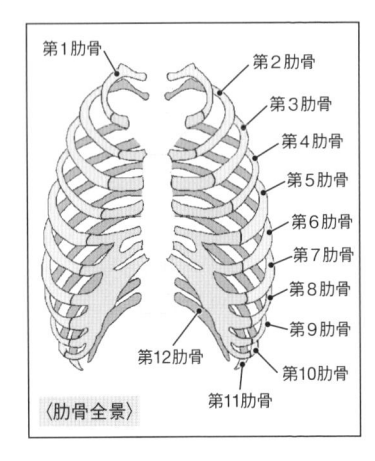

- 肋軟骨

〈肋骨全景〉
- 第1肋骨
- 第2肋骨
- 第3肋骨
- 第4肋骨
- 第5肋骨
- 第6肋骨
- 第7肋骨
- 第8肋骨
- 第9肋骨
- 第10肋骨
- 第11肋骨
- 第12肋骨

②肋骨の形状

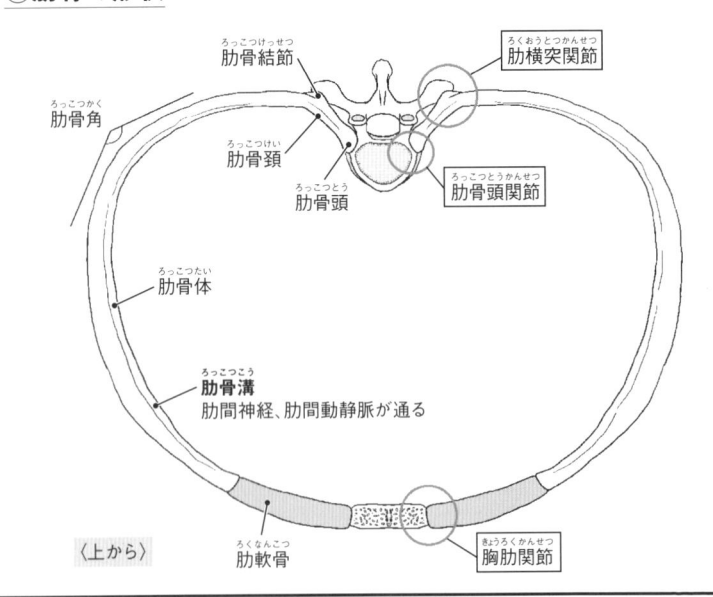

〈上から〉

- 肋骨結節
- 肋横突関節
- 肋骨角
- 肋骨頸
- 肋骨頭
- 肋骨頭関節
- 肋骨体
- 肋骨溝 — 肋間神経、肋間動静脈が通る
- 肋軟骨
- 胸肋関節

③肋骨の区分

1. 真肋	第1～第7肋骨。おのおのの肋軟骨を介して胸骨と関節をつくる。	
2. 仮肋	第8～第12肋骨。おのおのの肋軟骨が直接、胸骨に着かない。	
3. 浮遊肋	仮肋のうち、第11・12肋骨は胸骨に着かないので浮遊肋という。	

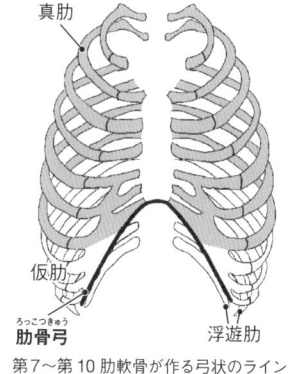

第7～第10肋軟骨が作る弓状のライン

コツコツと雑学

カメの甲羅は一つひとつの肋骨がそれぞれ拡大して、互いに融合してできたものである。したがって、カメの甲羅は骨格そのものなので、脱着は不可能である。

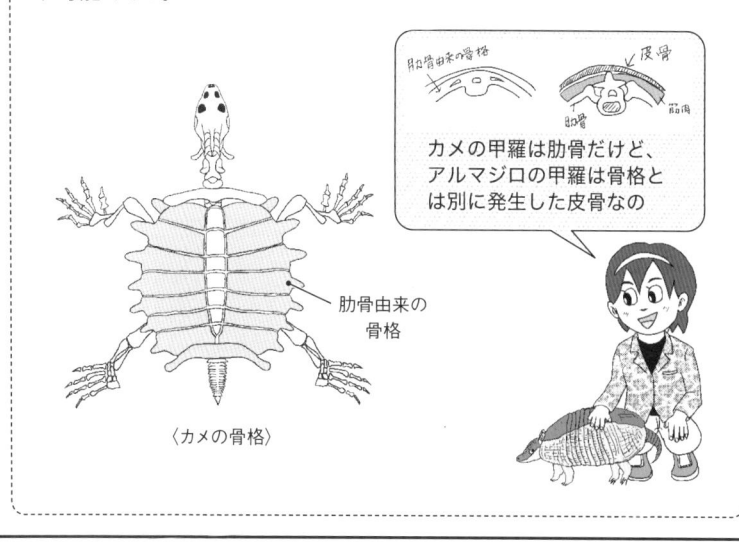

カメの甲羅は肋骨だけど、アルマジロの甲羅は骨格とは別に発生した皮骨なの

〈カメの骨格〉

第3章
上肢の骨格

Chapter 3
Upper extremities

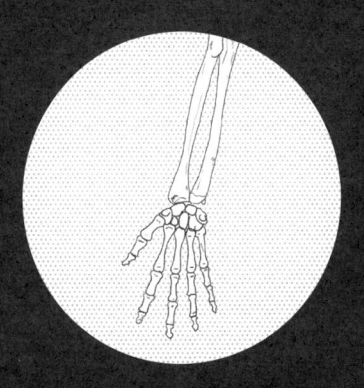

☑ 第3章：上肢の骨格

1 上肢の骨格 【upper extremities】

①上肢の骨格とは

上肢の骨格は、体幹と連結する上肢帯の骨と、上肢帯より先の自由上肢の骨に分けられる。

1. 上肢帯の骨
- 鎖骨
- 肩甲骨

2. 自由上肢の骨
- 上腕骨
- 前腕の骨（橈骨、尺骨）
- 手の骨（手根骨、中手骨、指骨）

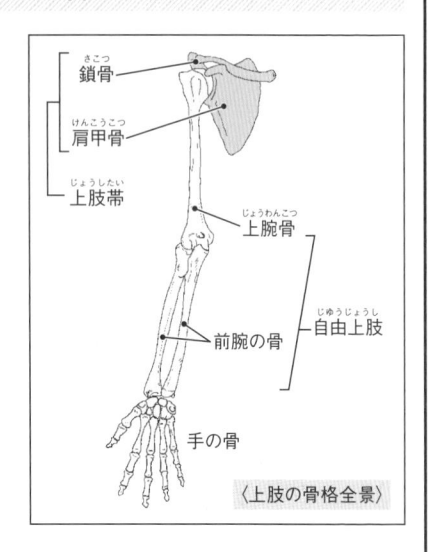

〈上肢の骨格全景〉

コツコツと雑学

上肢の骨格は、魚類の胸びれにその原型を見ることができる。

〈シーラカンス〉

シーラカンスは陸上動物の歩行のように、ひれを交互に動かすことがあるよ！

☑ 第3章：上肢の骨格

2 鎖骨 【clavicle】

①鎖骨とは

鎖骨は胸骨と肩甲骨を連結する、棒状の骨である。

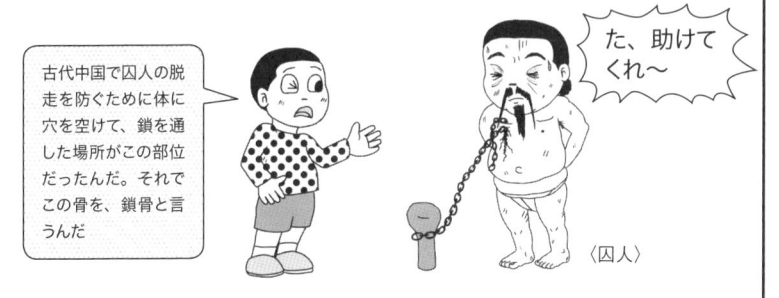

> 古代中国で囚人の脱走を防ぐために体に穴を空けて、鎖を通した場所がこの部位だったんだ。それでこの骨を、鎖骨と言うんだ

> た、助けてくれ〜

〈囚人〉

②鎖骨の形状

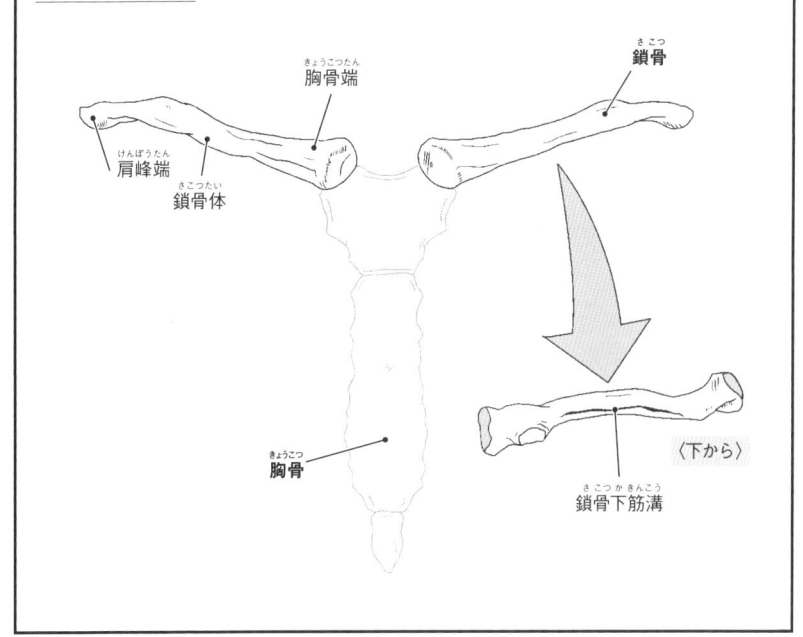

- 胸骨端
- 肩峰端
- 鎖骨体
- 鎖骨
- 胸骨
- 鎖骨下筋溝

〈下から〉

☑ 第3章:上肢の骨格

③鎖骨の関節

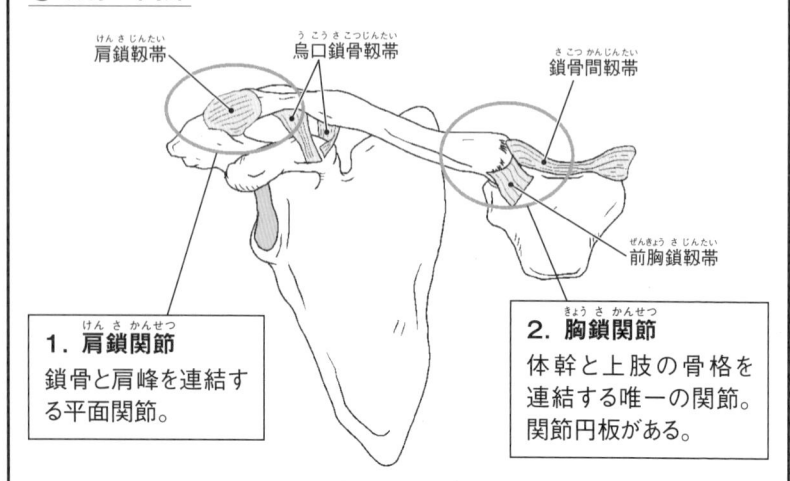

肩鎖靭帯
烏口鎖骨靭帯
鎖骨間靭帯
前胸鎖靭帯

1. 肩鎖関節
鎖骨と肩峰を連結する平面関節。

2. 胸鎖関節
体幹と上肢の骨格を連結する唯一の関節。関節円板がある。

コツコツと雑学

イヌやウシなど、4本足で地面を蹴って走る哺乳類には鎖骨がない。一方、ヒトやコウモリのように、「上肢」を複雑に動かす必要がある動物では鎖骨が発達する。

〈コウモリ〉

前肢を使う動物、コウモリやネズミ、モグラには鎖骨があるんだね!

↑鎖骨あり

↓鎖骨なし

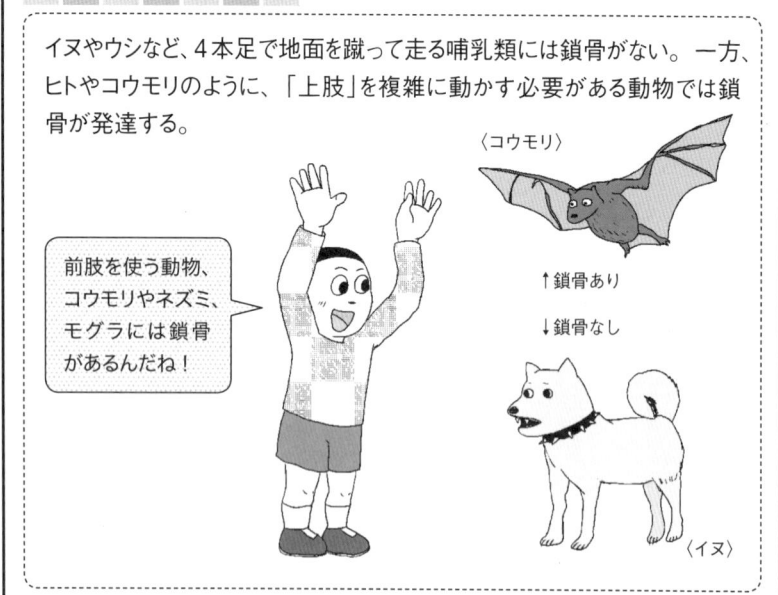

〈イヌ〉

☑第3章：上肢の骨格

3 肩甲骨 [scapula]

①肩甲骨とは

いくつかの突起を持つ、三角形の骨。肩背部にある。

②肩甲骨の形状

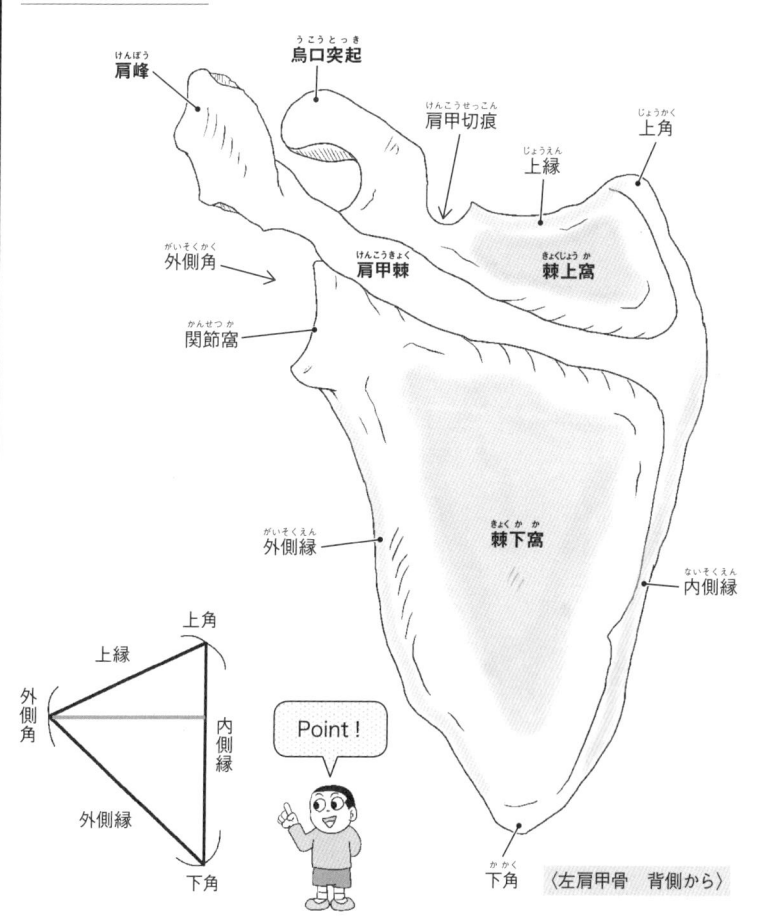

- 肩峰
- 烏口突起
- 肩甲切痕
- 上縁
- 上角
- 外側角
- 肩甲棘
- 棘上窩
- 関節窩
- 外側縁
- 棘下窩
- 内側縁
- 下角

〈左肩甲骨 背側から〉

Point!

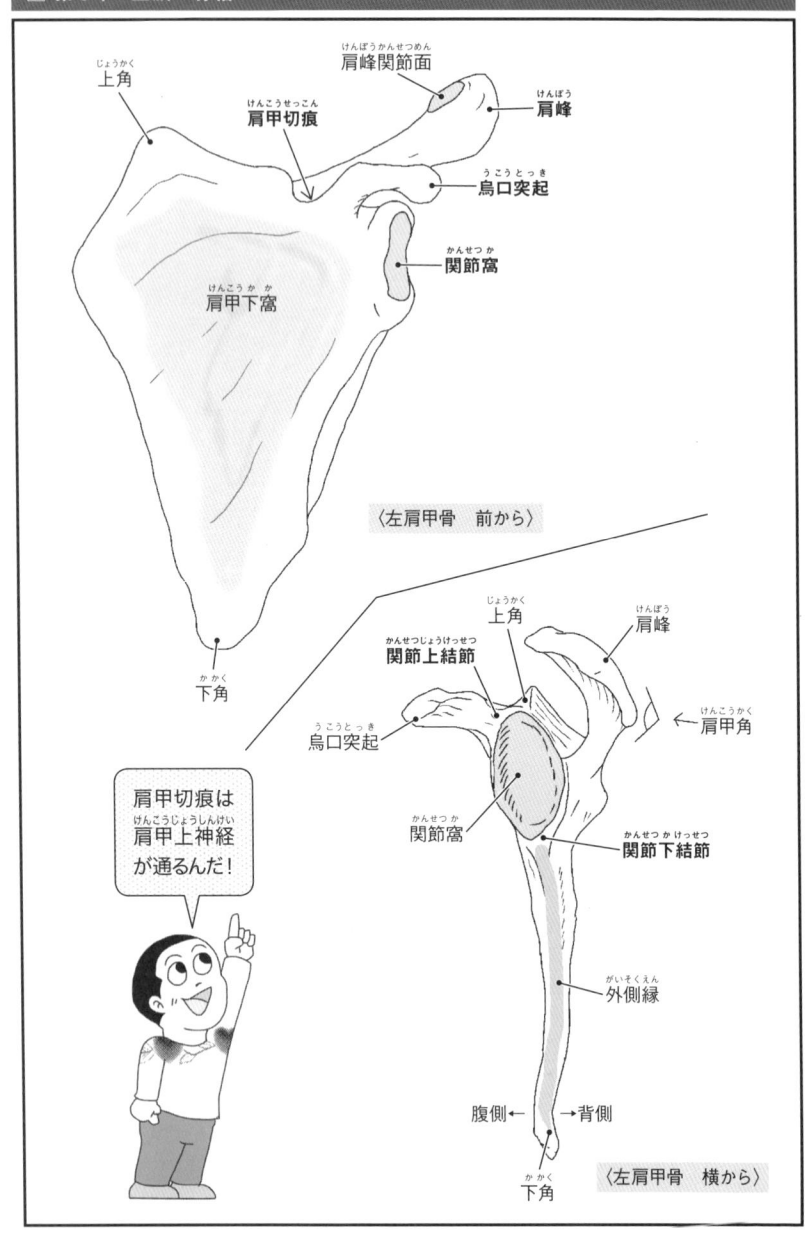

第3章：上肢の骨格

〈左肩甲骨　前から〉

- 上角（じょうかく）
- 肩甲切痕（けんこうせっこん）
- 肩峰関節面（けんぽうかんせつめん）
- 肩峰（けんぽう）
- 烏口突起（うこうとっき）
- 関節窩（かんせつか）
- 肩甲下窩（けんこうかか）
- 下角（かかく）

〈左肩甲骨　横から〉

- 上角（じょうかく）
- 関節上結節（かんせつじょうけっせつ）
- 肩峰（けんぽう）
- 烏口突起（うこうとっき）
- 肩甲角（けんこうかく）
- 関節窩（かんせつか）
- 関節下結節（かんせつかけっせつ）
- 外側縁（がいそくえん）
- 腹側　←　→　背側
- 下角（かかく）

肩甲切痕は肩甲上神経（けんこうじょうしんけい）が通るんだ！

③ローテータカフ

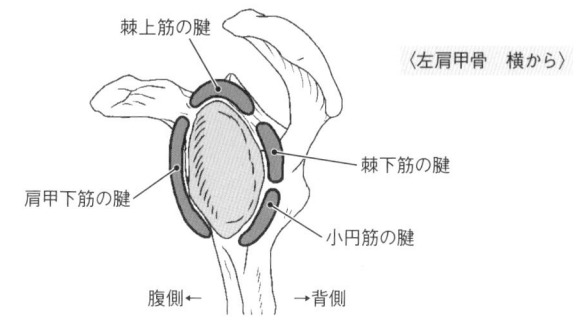

棘上筋・棘下筋・小円筋・肩甲下筋の停止腱は、カフ(袖)のような構造をつくるため「ローテータカフ」と呼ばれる。投球動作などの際、肩関節の安定にかかわる。

〈左肩甲骨 横から〉

- 棘上筋の腱
- 棘下筋の腱
- 肩甲下筋の腱
- 小円筋の腱

腹側← →背側

コツコツと雑学

鳥類や爬虫類などにはヒトには見られない、肩甲骨に隣接した「烏口骨」という骨がある。この骨は爬虫類などが体重を支えるために重要な働きをしている。哺乳類では烏口骨は肩甲骨と融合し「烏口突起」なっている。

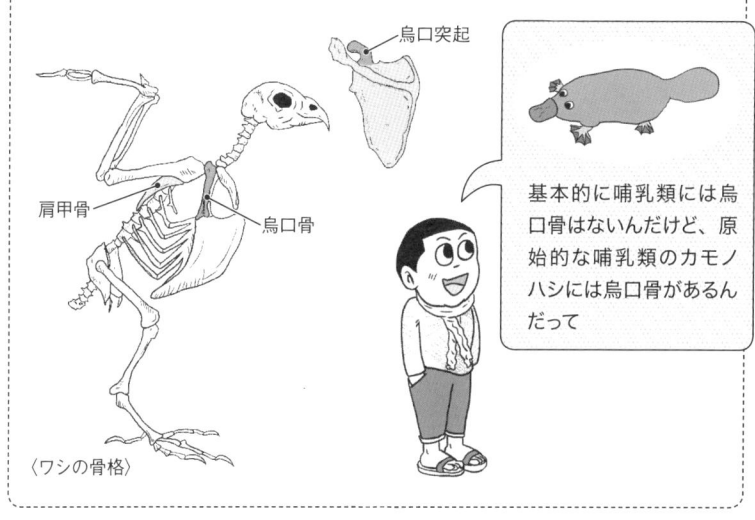

烏口突起

肩甲骨
烏口骨

基本的に哺乳類には烏口骨はないんだけど、原始的な哺乳類のカモノハシには烏口骨があるんだって

〈ワシの骨格〉

☑ 第3章：上肢の骨格

4 上腕骨【humerus】

① 上腕骨とは

上腕を形成する長く太い骨。

② 上腕骨の形状

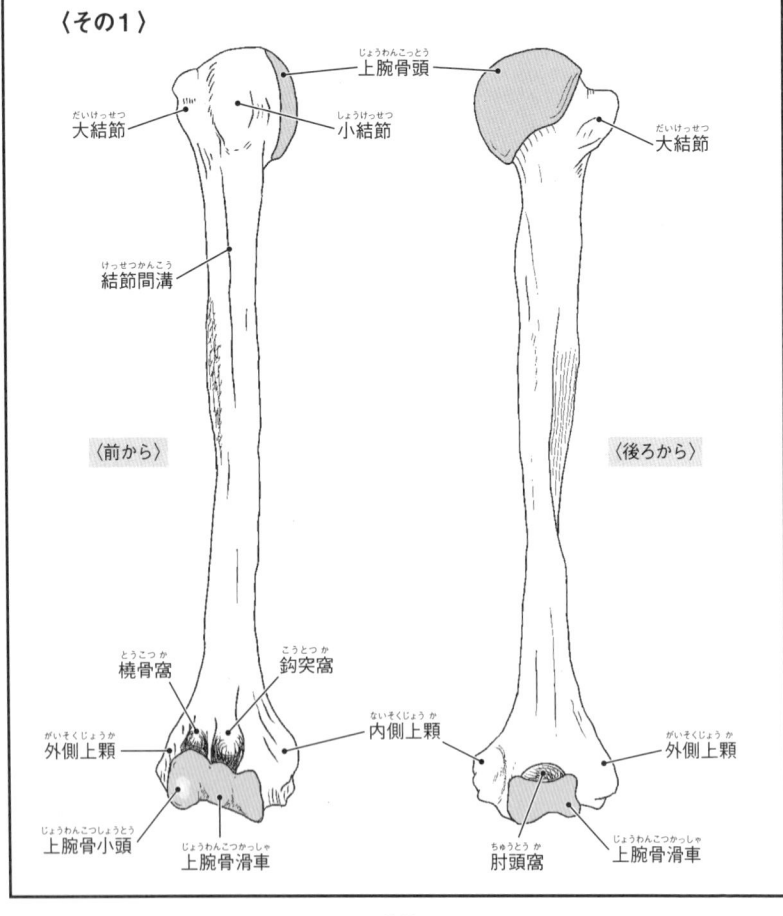

〈その1〉

〈前から〉

- 上腕骨頭
- 大結節
- 小結節
- 大結節
- 結節間溝
- 橈骨窩
- 鉤突窩
- 外側上顆
- 内側上顆
- 外側上顆
- 上腕骨小頭
- 上腕骨滑車
- 肘頭窩
- 上腕骨滑車

〈後ろから〉

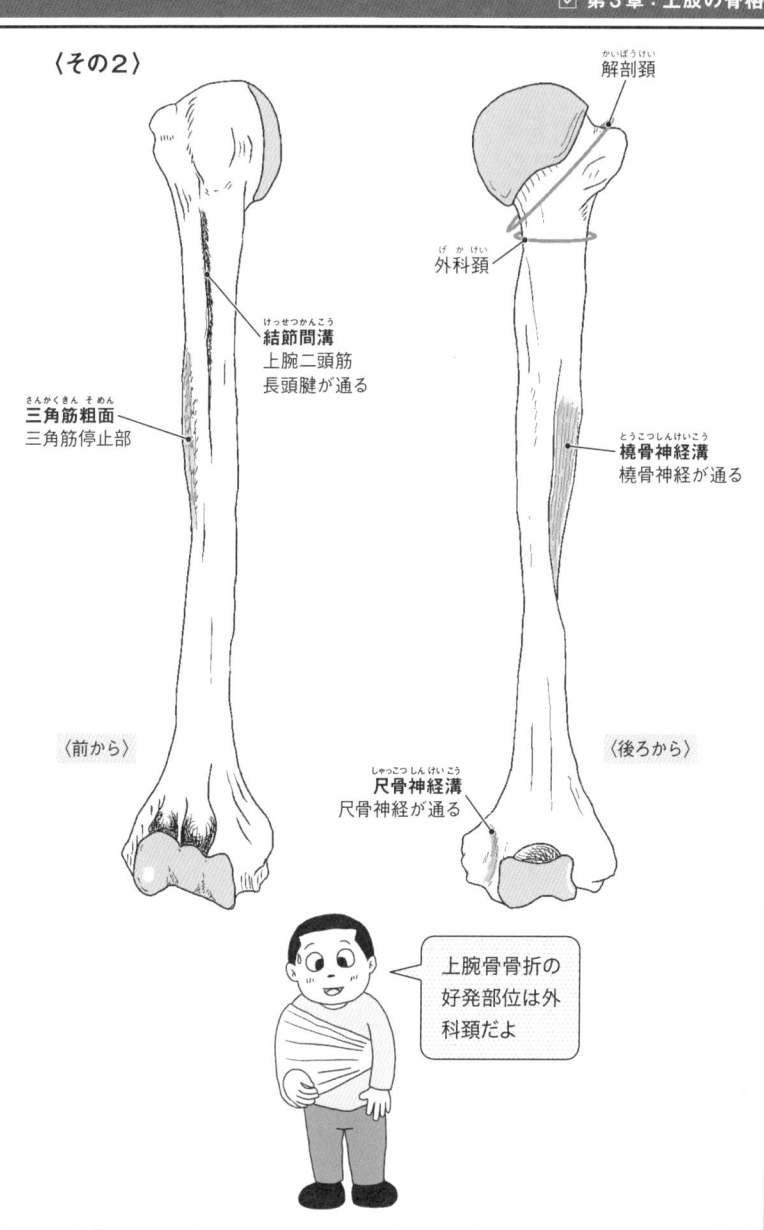

☑ 第3章：上肢の骨格

〈その2〉

〈前から〉

結節間溝
上腕二頭筋
長頭腱が通る

三角筋粗面
三角筋停止部

〈後ろから〉

解剖頸

外科頸

橈骨神経溝
橈骨神経が通る

尺骨神経溝
尺骨神経が通る

上腕骨骨折の好発部位は外科頸だよ

③肩関節とは

通常、肩甲上腕関節を指し、これを狭義の肩関節という。一方、広義の肩関節としては肩鎖関節、胸鎖関節、肩甲胸郭関節が含まれる。

肩鎖関節
胸鎖関節
肩甲胸郭関節
肩甲上腕関節

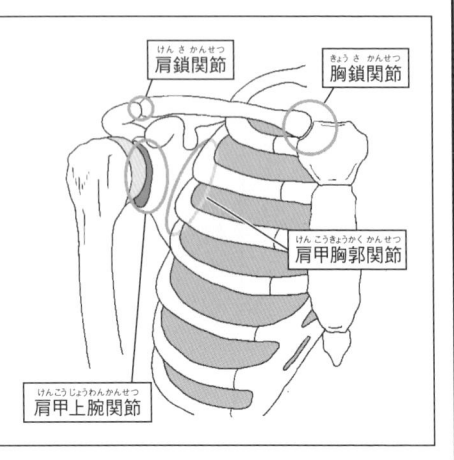

④肩甲上腕リズム

肩関節を外転する際、外転角度が90°では肩甲骨上方回旋30°+肩甲上腕関節外転60°の複合であり、その比率はほぼ1:2で保たれる。この連携を肩甲上腕リズムという。

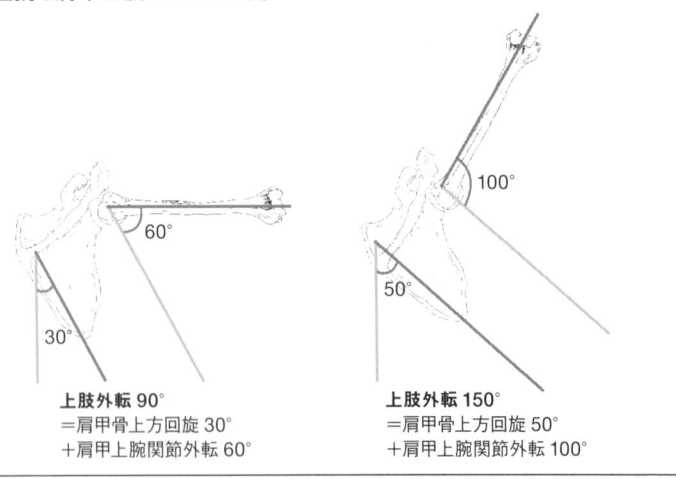

上肢外転 90°
=肩甲骨上方回旋 30°
+肩甲上腕関節外転 60°

上肢外転 150°
=肩甲骨上方回旋 50°
+肩甲上腕関節外転 100°

⑤ 肩関節の靱帯

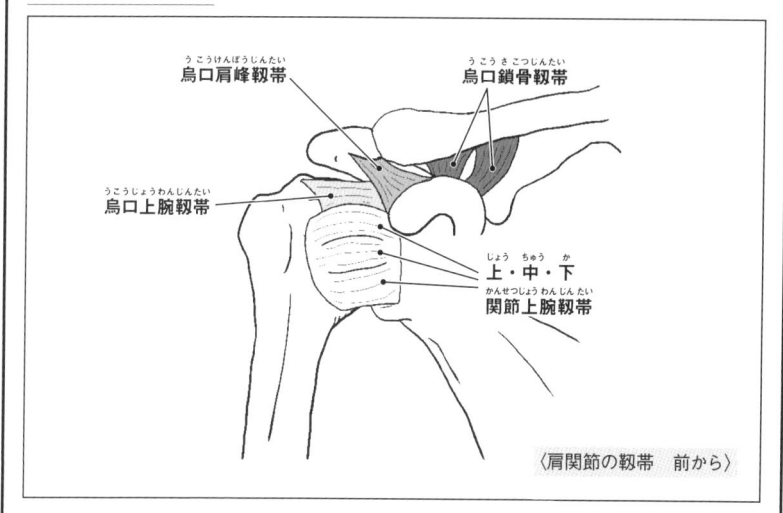

〈肩関節の靱帯　前から〉

- 烏口肩峰靱帯
- 烏口鎖骨靱帯
- 烏口上腕靱帯
- 上・中・下 関節上腕靱帯

⑥ 肩関節の補助装置

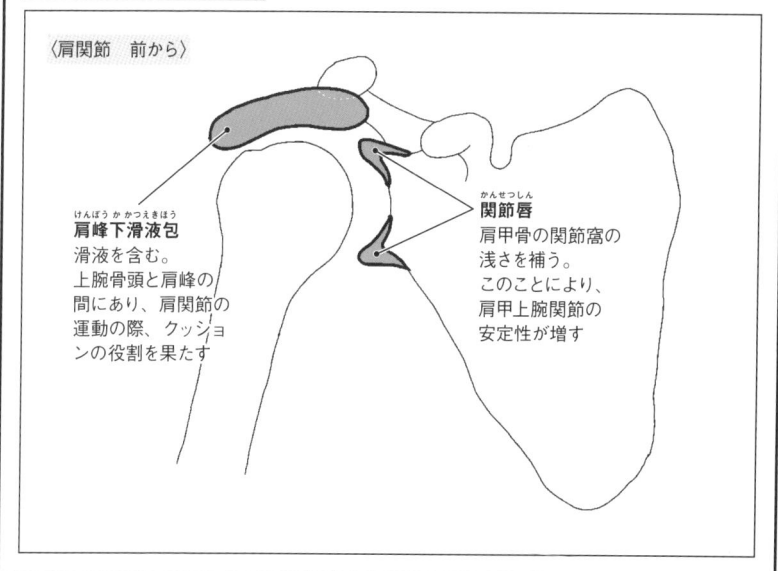

〈肩関節　前から〉

肩峰下滑液包
滑液を含む。
上腕骨頭と肩峰の間にあり、肩関節の運動の際、クッションの役割を果たす

関節唇
肩甲骨の関節窩の浅さを補う。
このことにより、肩甲上腕関節の安定性が増す

☑第3章：上肢の骨格

5 前腕の骨 [forearm bones]

①尺骨 (ulna)

1. 尺骨とは
橈骨とともに前腕を構成する長骨である。

2. 尺骨の形状

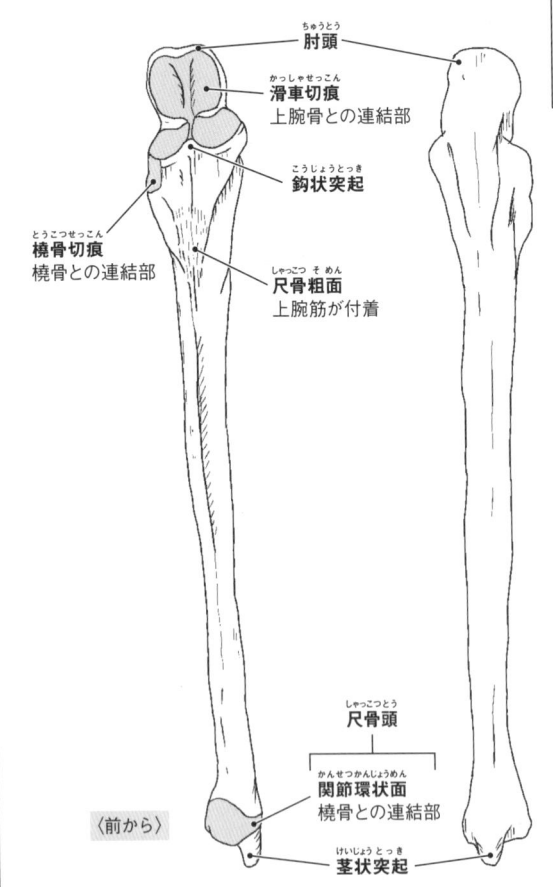

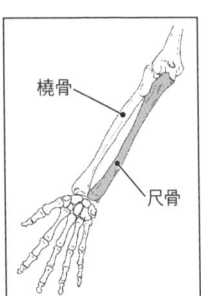

- **肘頭**
- **滑車切痕** 上腕骨との連結部
- **鉤状突起**
- **橈骨切痕** 橈骨との連結部
- **尺骨粗面** 上腕筋が付着
- **尺骨頭**
- **関節環状面** 橈骨との連結部
- **茎状突起**

〈前から〉　〈後ろから〉

☑ 第3章：上肢の骨格

② 橈骨 (radius)

1. 橈骨とは
尺骨とともに前腕を構成する長骨である。

2. 橈骨の形状

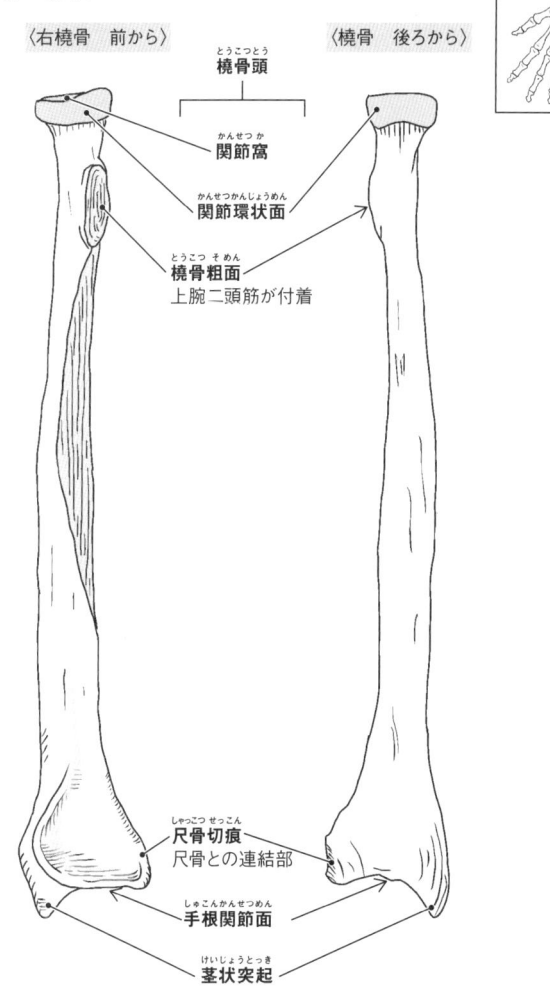

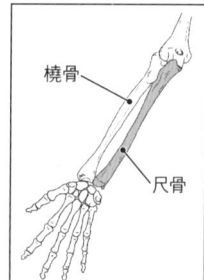

〈右橈骨 前から〉　〈橈骨 後ろから〉

橈骨頭

関節窩

関節環状面

橈骨粗面
上腕二頭筋が付着

尺骨切痕
尺骨との連結部

手根関節面

茎状突起

※ 第3章：上肢の骨格

③肘関節の構造

肘関節は腕橈関節・腕尺関節・上橈尺関節からなる複合関節である。

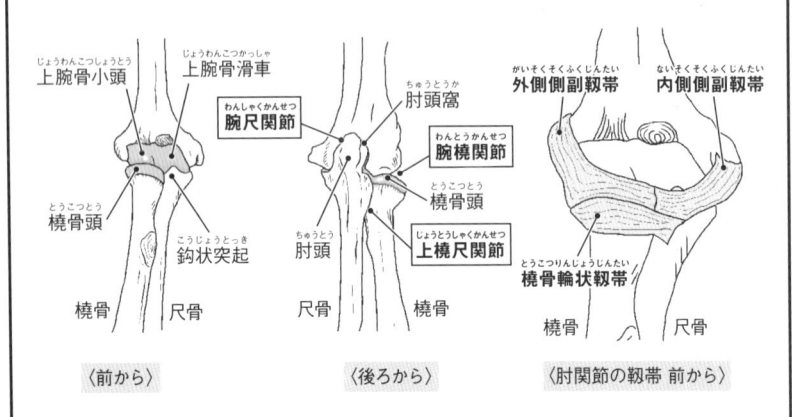

〈前から〉
- 上腕骨小頭
- 上腕骨滑車
- 腕尺関節
- 橈骨頭
- 鉤状突起
- 橈骨
- 尺骨

〈後ろから〉
- 肘頭窩
- 腕橈関節
- 橈骨頭
- 肘頭
- 上橈尺関節
- 尺骨
- 橈骨

〈肘関節の靭帯 前から〉
- 外側側副靭帯
- 内側側副靭帯
- 橈骨輪状靭帯
- 橈骨
- 尺骨

コツコツと雑学

哺乳類では、尺骨は橈骨に比べて細くできているが、鳥類の場合は尺骨のほうが橈骨よりも太くできている。これは、鳥類の尺骨には「次列風切羽」が接続しているからだと考えられている。

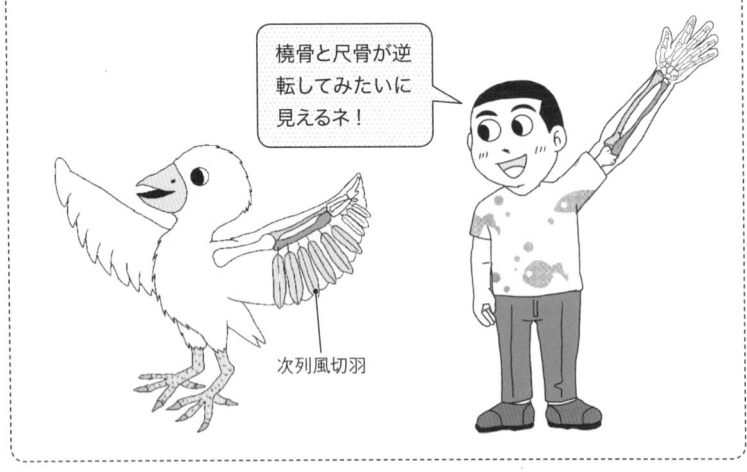

> 橈骨と尺骨が逆転してみたいに見えるネ！

次列風切羽

④ 橈骨と尺骨の連結

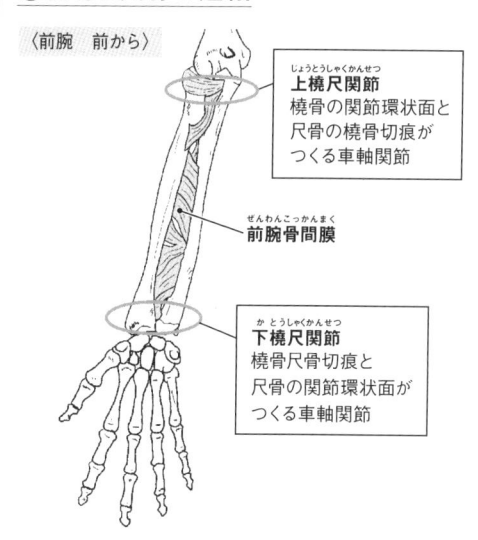

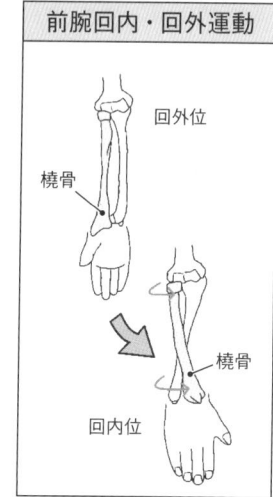

〈前腕 前から〉

上橈尺関節
橈骨の関節環状面と尺骨の橈骨切痕がつくる車軸関節

前腕骨間膜

下橈尺関節
橈骨尺骨切痕と尺骨の関節環状面がつくる車軸関節

前腕回内・回外運動

回外位
橈骨
回内位
橈骨

コツコツと雑学

ヒトでは、稀に先天性近位橈尺骨癒合症がみられるが、マナティーやジュゴンはもともと癒合している。そのためこれらの動物は前腕の回旋制限がある。また、カエルの橈骨と尺骨は癒合して「橈尺骨」という1本の骨になっている。

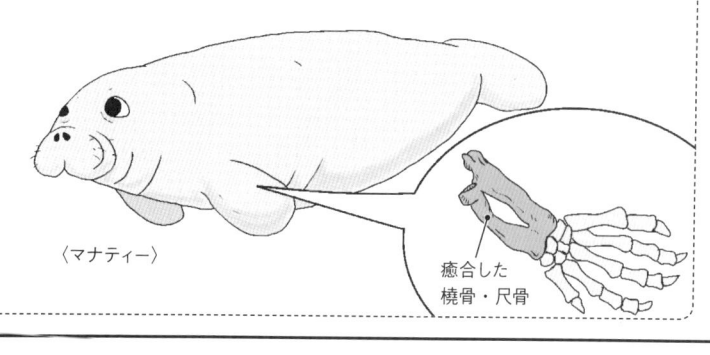

〈マナティー〉

癒合した橈骨・尺骨

☑ 第3章：上肢の骨格

6 手の骨【bones of the hand】

①手の骨とは

手根部から指先に向かい、**手根骨**、**中手骨**、**指骨**が位置する。

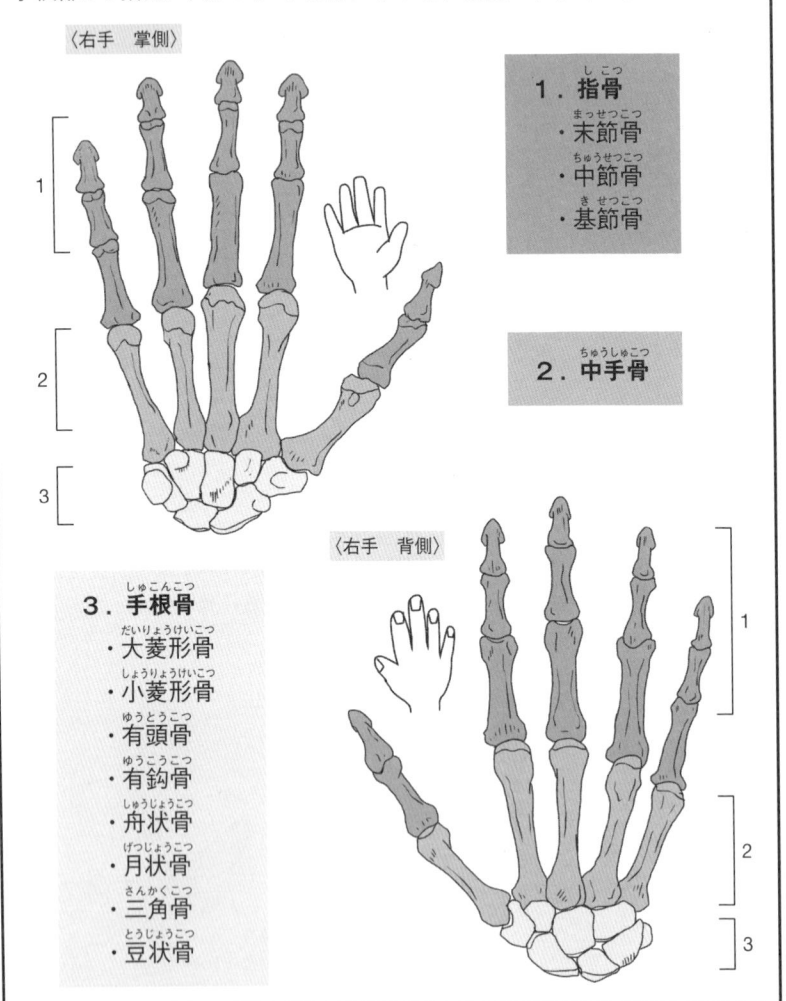

〈右手 掌側〉

1. 指骨
- 末節骨
- 中節骨
- 基節骨

2. 中手骨

〈右手 背側〉

3. 手根骨
- 大菱形骨
- 小菱形骨
- 有頭骨
- 有鈎骨
- 舟状骨
- 月状骨
- 三角骨
- 豆状骨

第3章：上肢の骨格

7 手根骨【carpal bones】

①手根骨とは

8つの短骨で構成される。近位列と遠位列に区分される。

②手根骨の形状

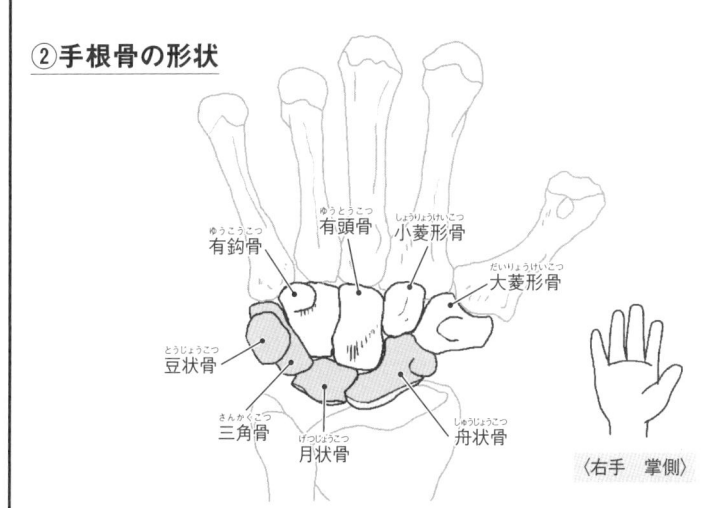

〈右手 掌側〉

近位列	豆状骨・三角骨・月状骨・舟状骨
遠位列	有鈎骨・有頭骨・小菱形骨・大菱形骨

父さん月収　高騰で商大！

豆状骨　三角骨　月状骨　舟状骨
有鈎骨　有頭骨　小菱形骨　大菱形骨

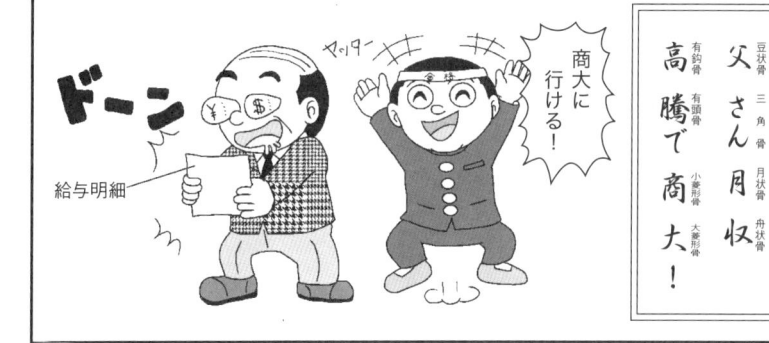

商大に行ける！

給与明細

☑ 第3章：上肢の骨格

③ 手根骨がつくる関節

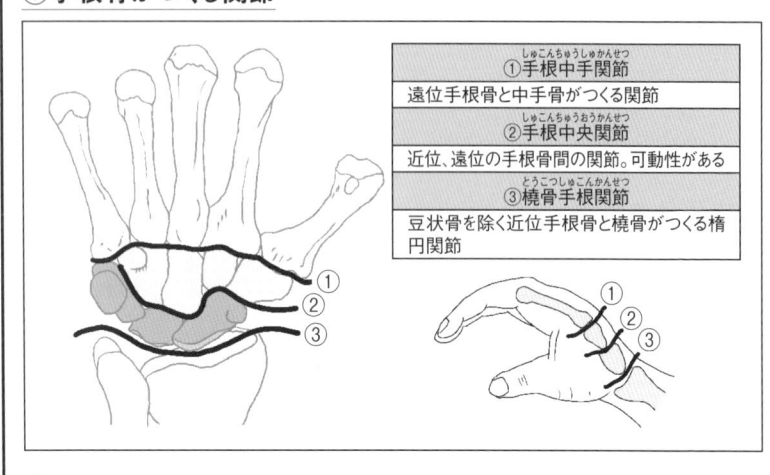

①手根中手関節
遠位手根骨と中手骨がつくる関節
②手根中央関節
近位、遠位の手根骨間の関節。可動性がある
③橈骨手根関節
豆状骨を除く近位手根骨と橈骨がつくる楕円関節

④ 手根管

手根骨と屈筋支帯がつくるトンネルを手根管という。正中神経・橈側手根屈筋腱・長母指屈筋腱・浅指屈筋腱・深指屈筋腱が通る。

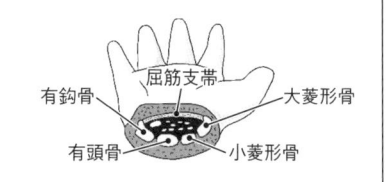

屈筋支帯
有鉤骨
大菱形骨
有頭骨
小菱形骨

コツコツと雑学

パンダはヒトのように母指が対立して物を把握することができないが、橈側種子骨が発達しており、代償的に対立把持が可能になっている。

パンダは対立運動なしで竹をつかんでいるよ！

橈側種子骨
副手根骨
〈パンダの右手の骨〉

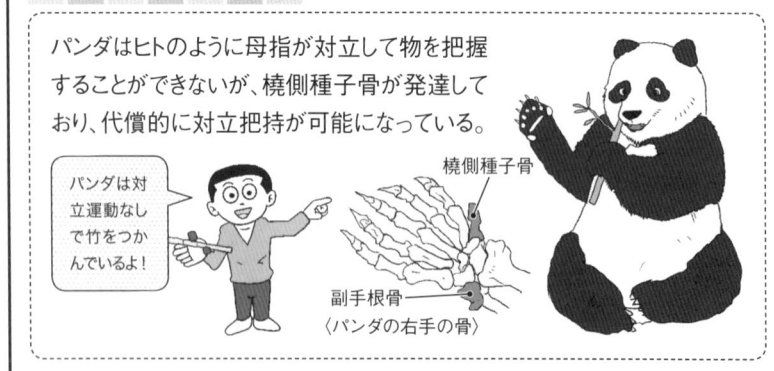

8 中手骨 [metacarpals]

①中手骨とは

手掌、手の甲を構成する5本の管状骨。

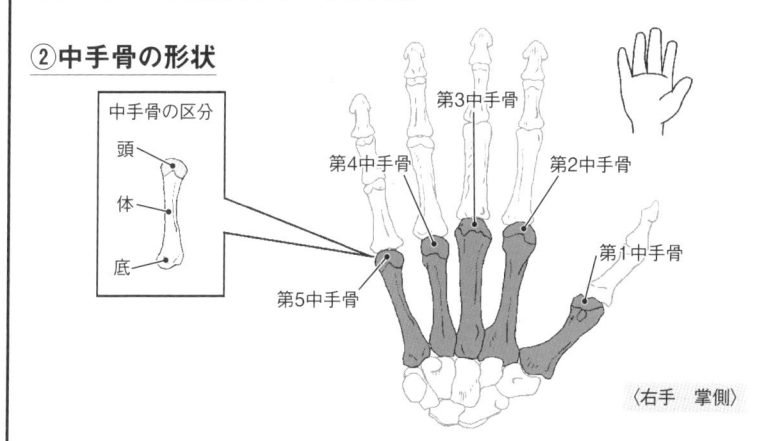

②中手骨の形状

中手骨の区分
- 頭
- 体
- 底

第3中手骨
第4中手骨
第2中手骨
第1中手骨
第5中手骨

〈右手 掌側〉

コツコツと雑学

カメレオンの前肢の手は内側3本、外側2本であり、後肢では逆に内側2本、外側3本に分かれている。そのため小枝をトングのようにつかみ、樹上を安定して移動することができる。

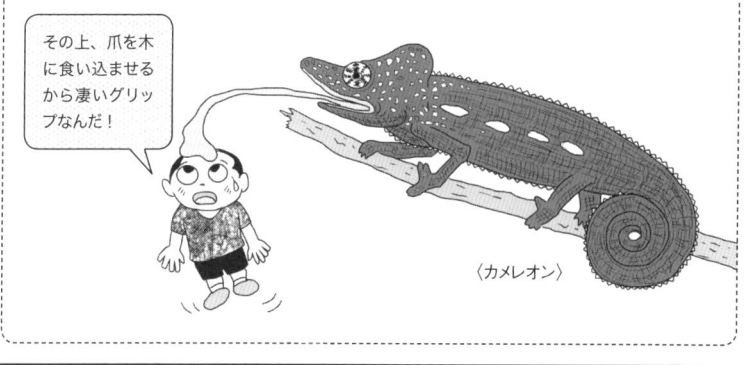

> その上、爪を木に食い込ませるから凄いグリップなんだ！

〈カメレオン〉

☑ 第3章：上肢の骨格

9 指骨 【phalanges】

①指骨とは

基節骨・中節骨・末節骨の3つの骨から構成される（母指は中節骨を欠く）。

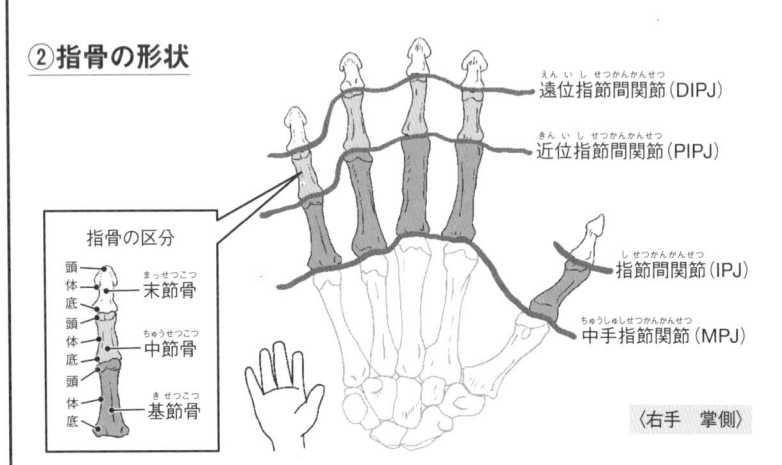

②指骨の形状

- 遠位指節間関節（DIPJ）
- 近位指節間関節（PIPJ）
- 指節間関節（IPJ）
- 中手指節関節（MPJ）

指骨の区分
- 末節骨（頭・体・底）
- 中節骨（頭・体・底）
- 基節骨（頭・体・底）

〈右手　掌側〉

コ ツ コ ツ と 雑 学

個体発生の第8週目にソニック・ヘッジホッグ遺伝子がうまく働かないと「多指症」になってしまう。

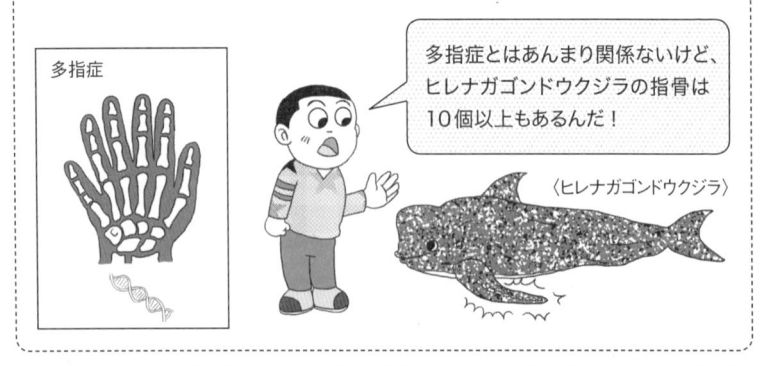

多指症

多指症とはあんまり関係ないけど、ヒレナガゴンドウクジラの指骨は10個以上もあるんだ！

〈ヒレナガゴンドウクジラ〉

第3章：上肢の骨格

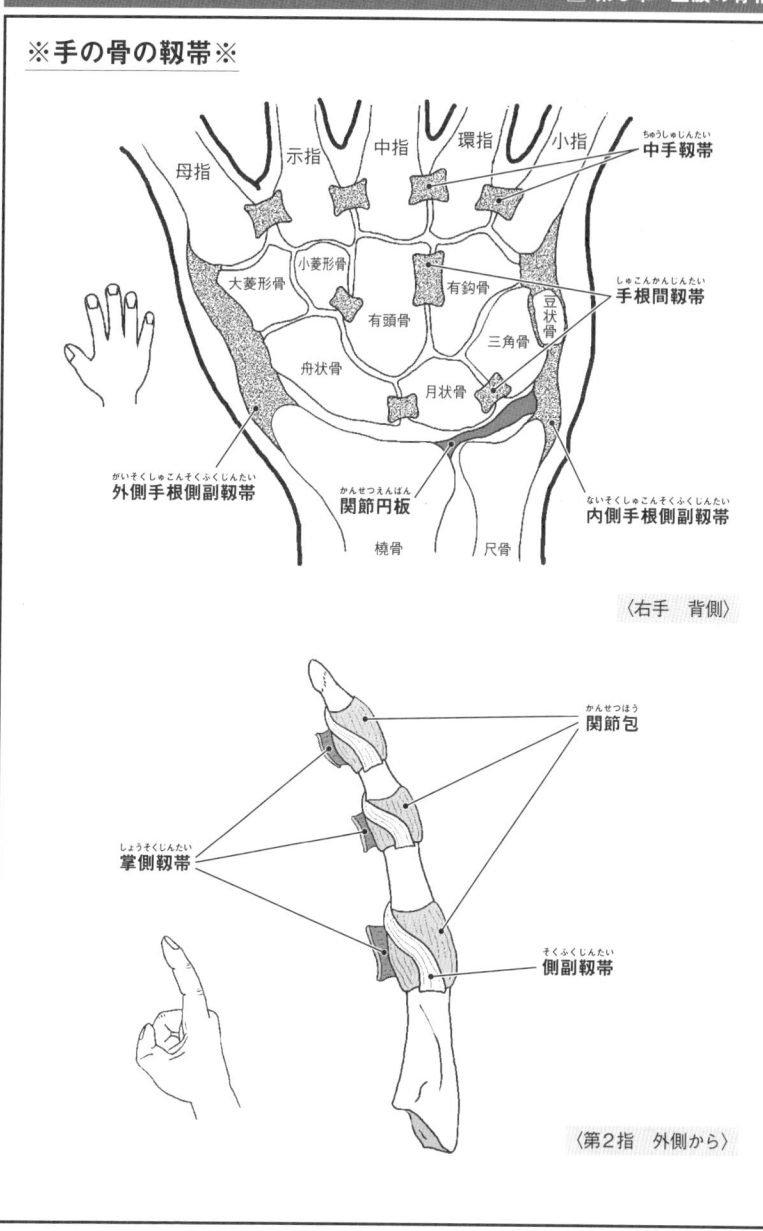

※手の骨の靱帯※

母指　示指　中指　環指　小指

中手靱帯

大菱形骨　小菱形骨　有鈎骨　有頭骨　豆状骨　三角骨　舟状骨　月状骨

手根間靱帯

外側手根側副靱帯　**関節円板**　**内側手根側副靱帯**

橈骨　尺骨

〈右手　背側〉

関節包

掌側靱帯

側副靱帯

〈第2指　外側から〉

第4章
下肢の骨格

Chapter 4
Lower extremities

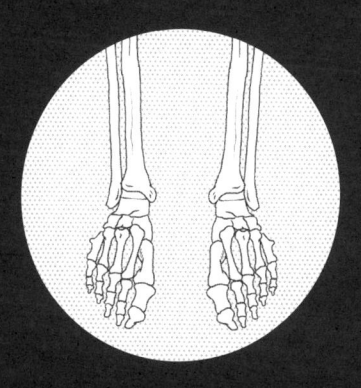

第4章：下肢の骨格

1 下肢の骨格 【lower extremities】

①下肢の骨格とは

下肢の骨格は、体幹と連結する下肢帯の骨と、下肢帯より先の自由下肢の骨に分けられる。

1. 下肢帯の骨
・寛骨（腸骨、坐骨、恥骨）

2. 自由下肢の骨
・大腿骨
・膝蓋骨
・下腿の骨（脛骨、腓骨）
・足の骨（足根骨、中足骨、趾骨）

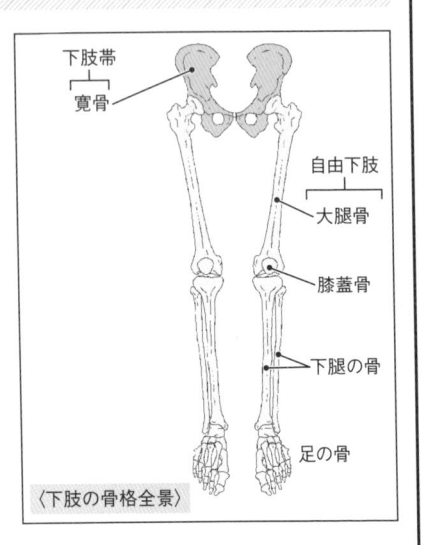

〈下肢の骨格全景〉

コツコツと雑学

ヒトの重心線は股関節、膝関節の上を通るため、これらの関節を固定するための筋力を最小限に抑えられており、直立二足の姿勢を保持することを容易にしている。

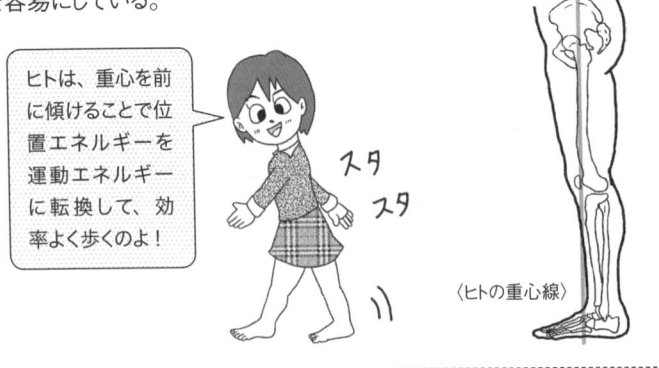

ヒトは、重心を前に傾けることで位置エネルギーを運動エネルギーに転換して、効率よく歩くのよ！

〈ヒトの重心線〉

2 寛骨 【hip bone】

①寛骨とは
下肢帯を構成する大きな扁平骨である。小児期は、腸骨・坐骨・恥骨の3つの骨に分かれ、Y字軟骨によって連結しているが、思春期以降それらの骨は癒合し1つの骨（寛骨）となる。

②寛骨の形状

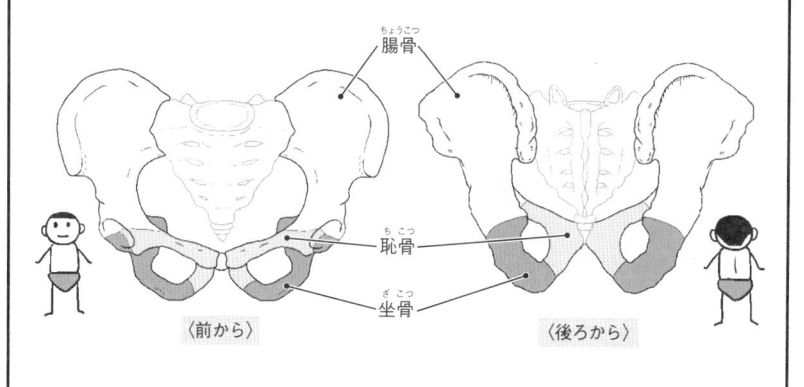

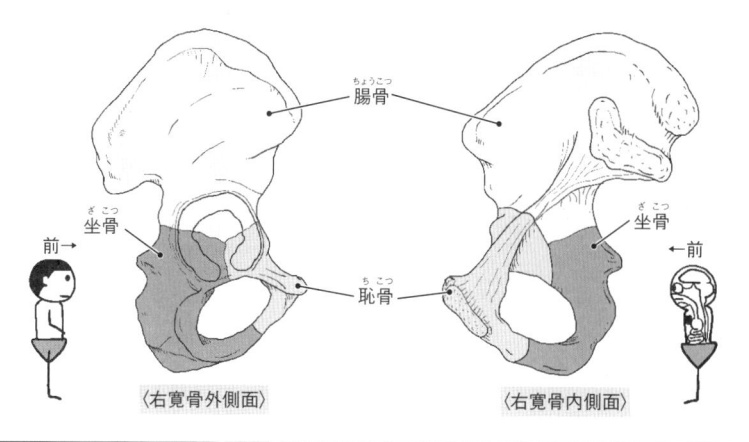

腸骨
恥骨
坐骨
〈前から〉　〈後ろから〉

腸骨
坐骨
恥骨
〈右寛骨外側面〉　〈右寛骨内側面〉

☑ 第4章：下肢の骨格

〈寛骨臼〉

寛骨の外側面には、大きなくぼみがあり、大腿骨と関節をつくる。

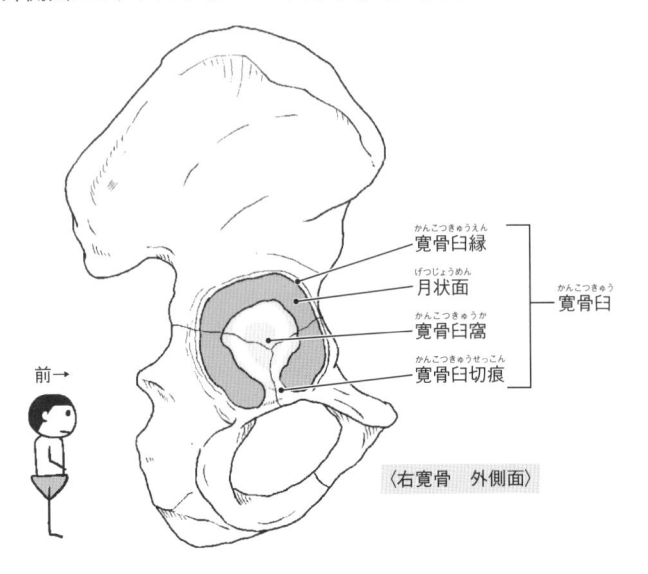

- 寛骨臼縁（かんこつきゅうえん）
- 月状面（げつじょうめん）
- 寛骨臼窩（かんこつきゅうか）
- 寛骨臼切痕（かんこつきゅうせっこん）

｝寛骨臼（かんこつきゅう）

前→

〈右寛骨　外側面〉

〈小児の寛骨〉

小児の腸骨・恥骨・坐骨の3つの骨は癒合しておらず、Y字軟骨で結合している。

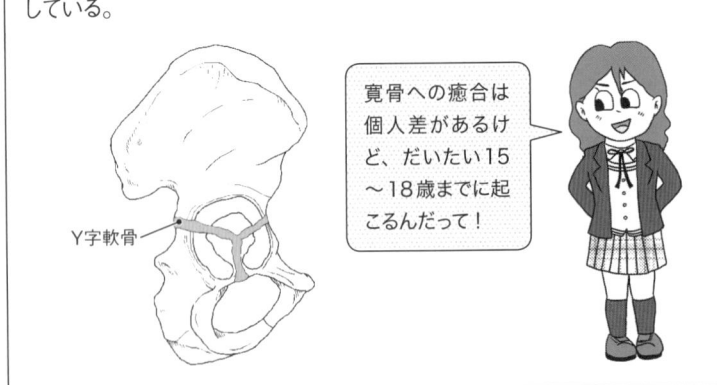

Y字軟骨

寛骨への癒合は個人差があるけど、だいたい15～18歳までに起こるんだって！

3 腸骨 【ilium】

①腸骨とは

腸骨は寛骨の上部を占める、翼状の大きな骨である。

②腸骨の形状

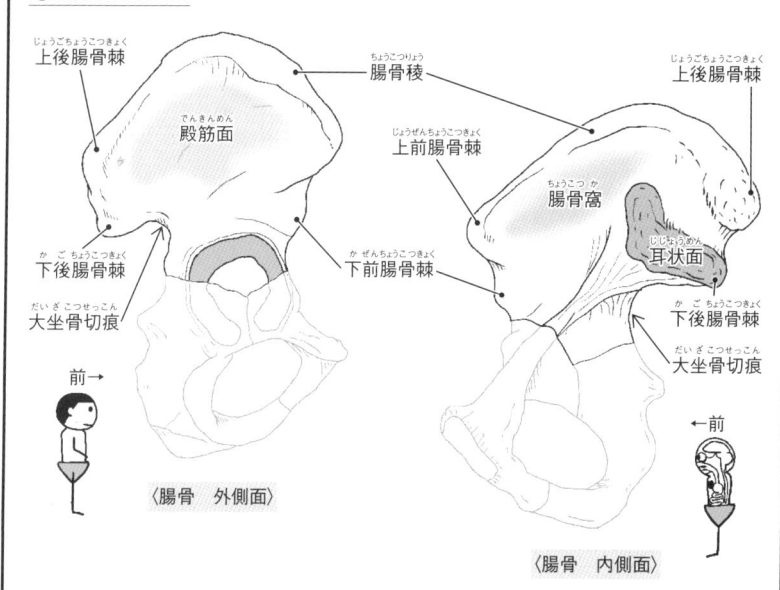

〈腸骨 外側面〉
- 上後腸骨棘
- 腸骨稜
- 殿筋面
- 下後腸骨棘
- 大坐骨切痕
- 上前腸骨棘
- 下前腸骨棘

〈腸骨 内側面〉
- 上後腸骨棘
- 上前腸骨棘
- 腸骨窩
- 耳状面
- 下後腸骨棘
- 大坐骨切痕

コツコツと雑学

アルマジロやアリクイ、ナマケモノなど異節類の腸骨は仙骨と癒合している。

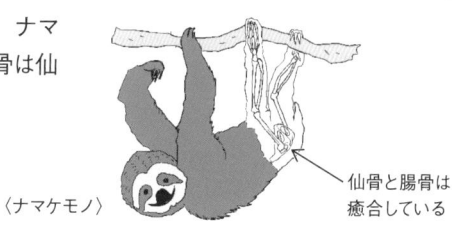

〈ナマケモノ〉
仙骨と腸骨は癒合している

☑ 第4章：下肢の骨格

4 坐骨 [ischium]

①坐骨とは

坐骨は寛骨の下部後方を占める骨である。

②坐骨の形状

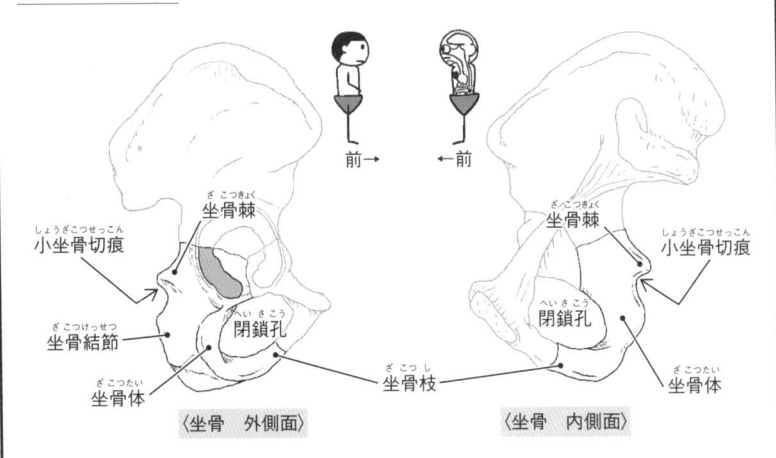

〈坐骨　外側面〉
- 坐骨棘
- 小坐骨切痕
- 坐骨結節
- 閉鎖孔
- 坐骨枝
- 坐骨体

〈坐骨　内側面〉
- 坐骨棘
- 小坐骨切痕
- 閉鎖孔
- 坐骨体

コ ツ コ ツ と 雑 学

「坐骨」？　それとも「座骨」？

元来、「坐」という字は「すわる」という動作を表す漢字であり、「座」という字は「すわる場所」を意味する漢字であった。そのため「ざこつ」は「座骨」ではなく「坐骨」なのである。

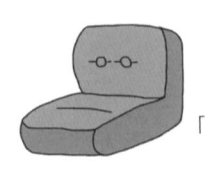

現在ではすわる場所もすわる動作も「座」を使うよ！

「すわる」場所＝「座」

「すわる」動作＝「坐」

48

☑ 第4章：下肢の骨格

5 恥骨 【pubis】

①恥骨とは

恥骨は寛骨の下部前方を占める骨である。

②恥骨の形状

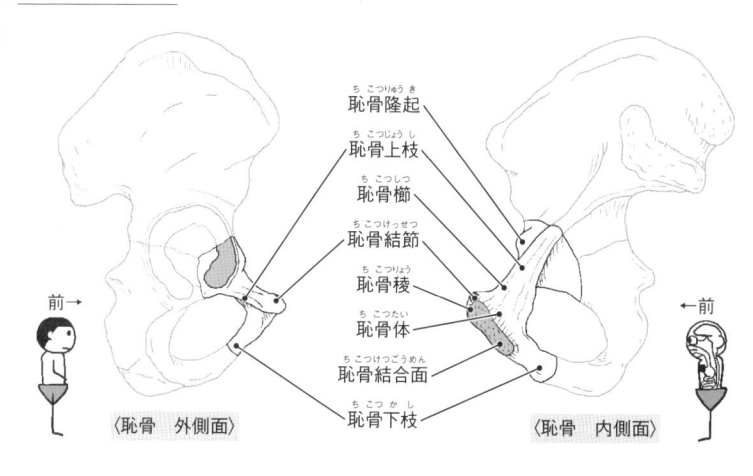

- 恥骨隆起
- 恥骨上枝
- 恥骨櫛
- 恥骨結節
- 恥骨稜
- 恥骨体
- 恥骨結合面
- 恥骨下枝

〈恥骨 外側面〉　〈恥骨 内側面〉

コツコツと雑学

コアラやカンガルーは恥骨の上部に「袋骨」と呼ばれる骨があり、子供を育てるための袋を支えている。

子育て用の袋を支える「袋骨」はなぜかオスのコアラにもあるのよ！

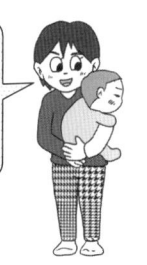

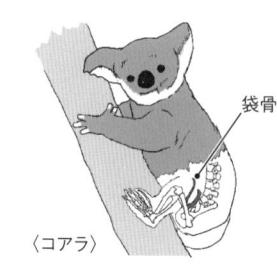

袋骨

〈コアラ〉

☑ 第4章：下肢の骨格

6 骨盤 [pelvis]

①骨盤とは

骨盤は左右の寛骨・仙骨・尾骨がつくる、タライ状の骨格である。

②骨盤の形状

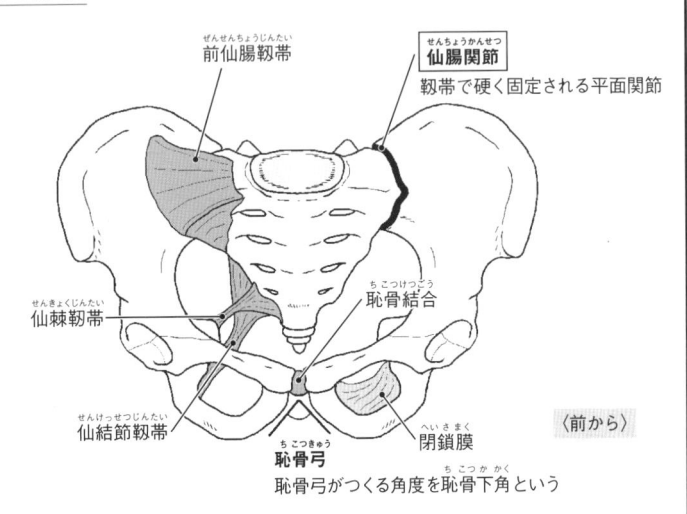

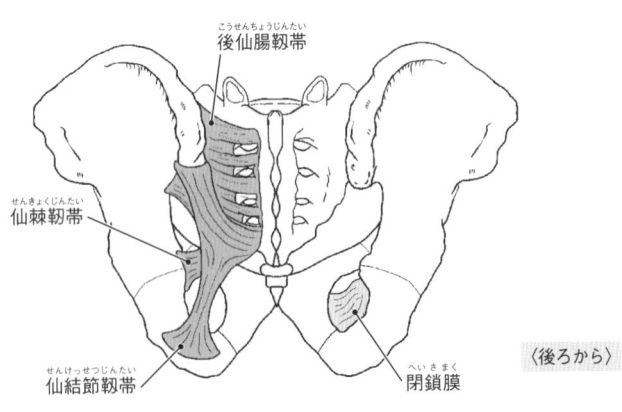

前仙腸靱帯

仙腸関節
靱帯で硬く固定される平面関節

仙棘靱帯

恥骨結合

仙結節靱帯

閉鎖膜

〈前から〉

恥骨弓
恥骨弓がつくる角度を恥骨下角という

後仙腸靱帯

仙棘靱帯

仙結節靱帯

閉鎖膜

〈後ろから〉

☑ 第4章：下肢の骨格

〈大坐骨孔〉

大坐骨孔とは、大坐骨切痕・仙結節靱帯・仙棘靱帯に囲まれた孔である。

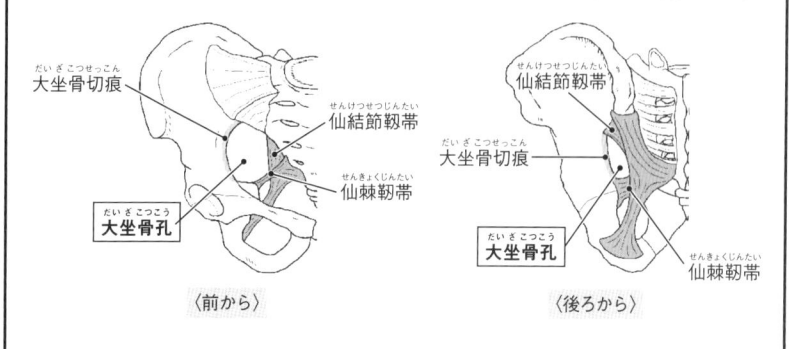

〈前から〉　　〈後ろから〉

〈大坐骨孔を通るもの〉

大坐骨孔は梨状筋が通ることにより、梨状筋上孔と梨状筋下孔に分けられる。梨状筋上孔・下孔を通るものは以下の通り。

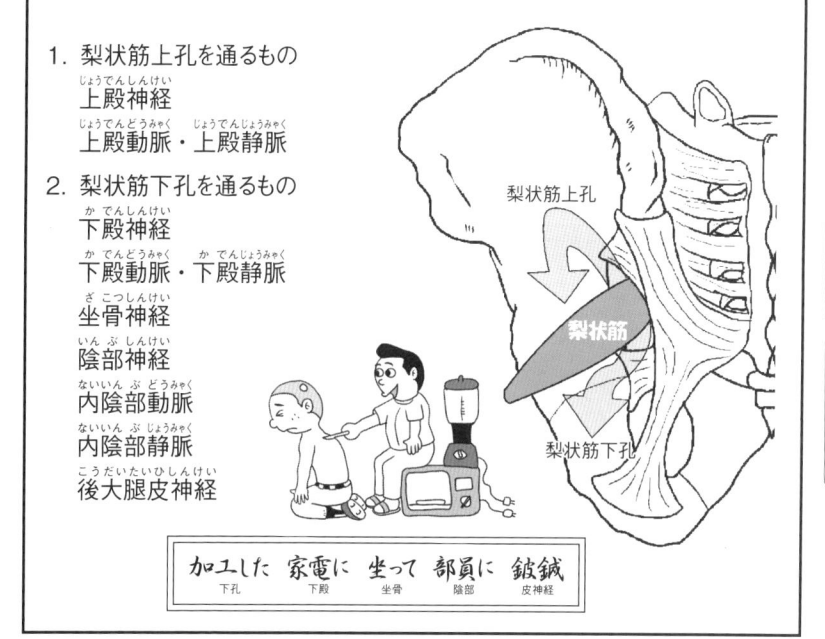

1. 梨状筋上孔を通るもの
 上殿神経
 上殿動脈・上殿静脈

2. 梨状筋下孔を通るもの
 下殿神経
 下殿動脈・下殿静脈
 坐骨神経
 陰部神経
 内陰部動脈
 内陰部静脈
 後大腿皮神経

加工した	家電に	坐って	部員に	鍼鍼
下孔	下殿	坐骨	陰部	皮神経

第4章:下肢の骨格

〈小坐骨孔〉
小坐骨孔は、小坐骨切痕・仙棘靱帯・仙結節靱帯に囲まれた孔である。

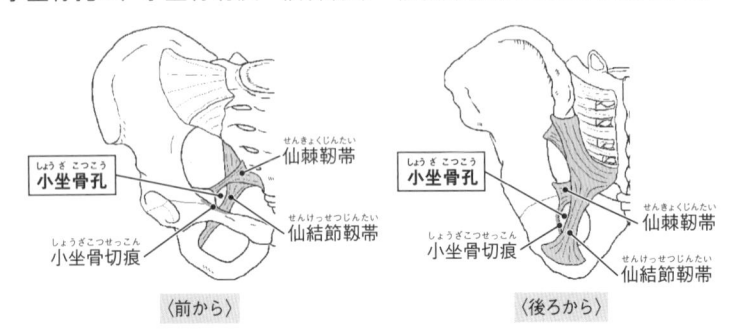

〈前から〉 〈後ろから〉

〈小坐骨孔を通るもの〉
陰部神経、内陰部動脈・内陰部静脈

※ 梨状筋下孔を出た陰部神経、内陰部動脈・内陰部静脈は小坐骨孔を通り、骨盤底に向かう。

〈閉鎖孔〉
閉鎖孔は恥骨と坐骨がつくる孔である。大部分が閉鎖膜に覆われ、閉鎖膜の上部にできた腔所を閉鎖管という。

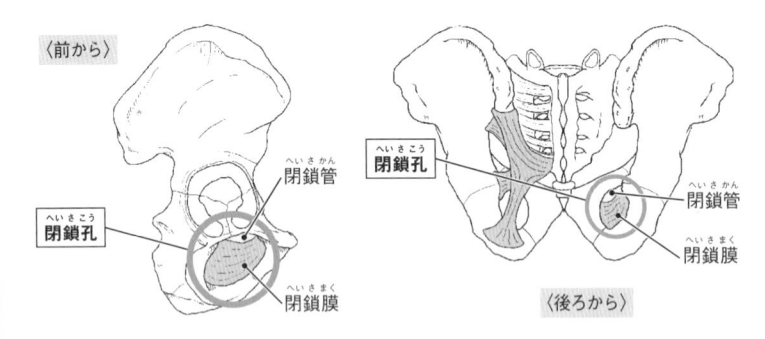

〈前から〉 〈後ろから〉

〈閉鎖管を通るもの〉
閉鎖神経、閉鎖動脈・閉鎖静脈

第4章：下肢の骨格

〈大骨盤と小骨盤〉

仙骨の岬角から寛骨の弓状線に続き、恥骨櫛を経て恥骨結合に達するラインを分界線という。骨盤はこの分界線を境に、上部の大骨盤、下部の小骨盤に分けられる。

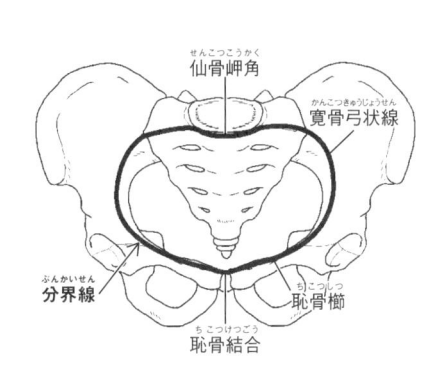

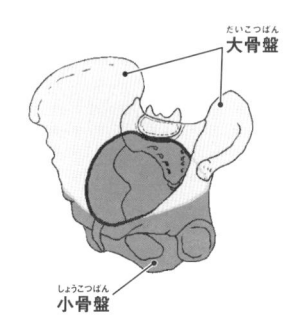

小骨盤がつくる空間は骨盤腔で、ここに内臓が収まる。また、分娩時は産道となる。

〈骨盤上口と骨盤下口〉

骨盤上口は、小骨盤の入口であり、分界線がその縁をなす。
骨盤下口は、小骨盤の出口で、小骨盤の底部に当たる。

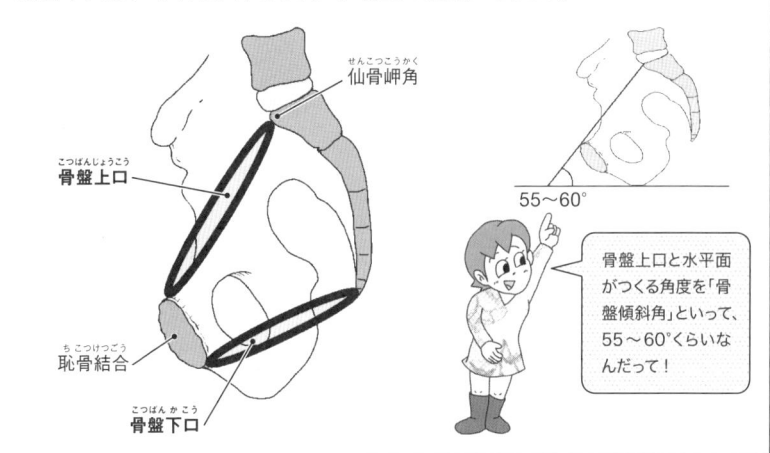

骨盤上口と水平面がつくる角度を「骨盤傾斜角」といって、55〜60°くらいなんだって！

第4章：下肢の骨格

〈骨盤の性差〉

骨盤は他の骨格に比べて性差が大きい。

	男性	女性
全景		
岬角	突出している	突出が少ない
仙骨	幅が狭く、縦に長い 強く後弯する	幅が広く、縦に短い 後弯は軽度
骨盤上口	ハート型	楕円形
骨盤腔	漏斗型で狭い	円筒形で広い
閉鎖孔	卵円形	三角形
恥骨下角	狭い（60°）	広い（90°）

☑ 第4章：下肢の骨格

7 大腿骨 [femur]

①大腿骨とは

大腿骨は人体中最大の長骨である。

②大腿骨の形状

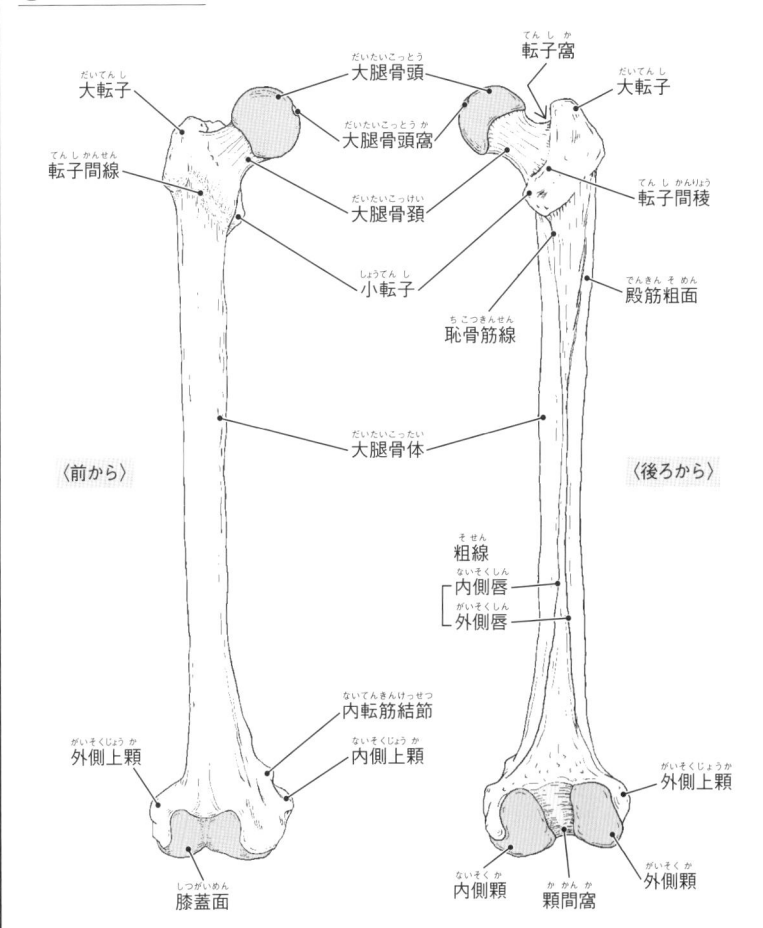

〈前から〉
- 大転子
- 転子間線
- 大腿骨頭
- 大腿骨頭窩
- 大腿骨頚
- 小転子
- 恥骨筋線
- 大腿骨体
- 内転筋結節
- 外側上顆
- 内側上顆
- 膝蓋面

〈後ろから〉
- 転子窩
- 大転子
- 転子間稜
- 殿筋粗面
- 粗線
  - 内側唇
  - 外側唇
- 外側上顆
- 内側顆
- 顆間窩
- 外側顆

第4章：下肢の骨格

〈頚体角・生理的外反・前捻角〉

頚体角	生理的外反	前捻角
大腿骨頚の長軸と大腿骨体の長軸がつくる角度を頚体角という。おおよそ120〜130°である。	大腿骨体の長軸は、脛骨の長軸に対しておおよそ170°〜175°外側に傾く。	大腿骨頚部軸は前額面に対して、おおよそ15°捻れている。〈上から〉 前捻角は新生児で強く、成人するにしたがって弱くなってくるよ。

コツコツと雑学

ヒトの大腿骨には基本的に大転子と小転子の2つの「転子」があるが、ウマやサイなどでは「第3転子」と呼ばれる3つめの「転子」が発達する。

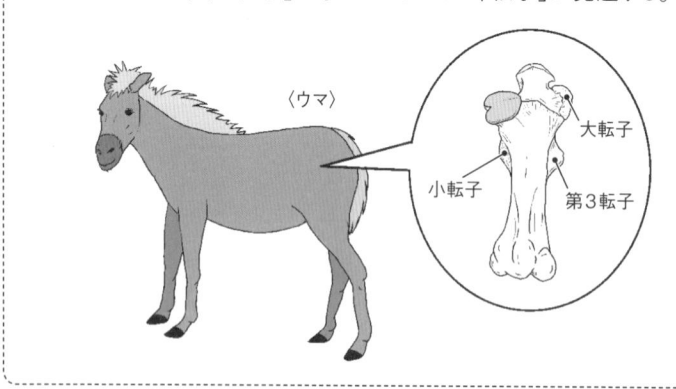

〈ウマ〉

大転子／小転子／第3転子

③ 股関節とは

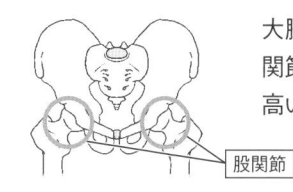

大腿骨の大腿骨頭と寛骨の寛骨臼がつくる球関節である。肩関節に比べて非常に安定性が高い。

股関節

④ 股関節の靭帯

〈前から〉

腸骨大腿靭帯
恥骨大腿靭帯

〈後ろから〉

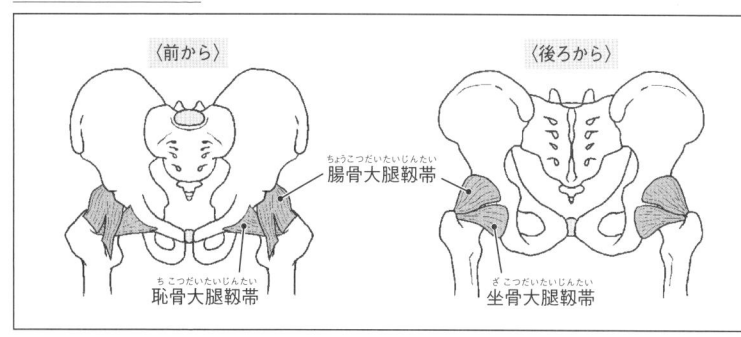

坐骨大腿靭帯

⑤ 股関節の構造

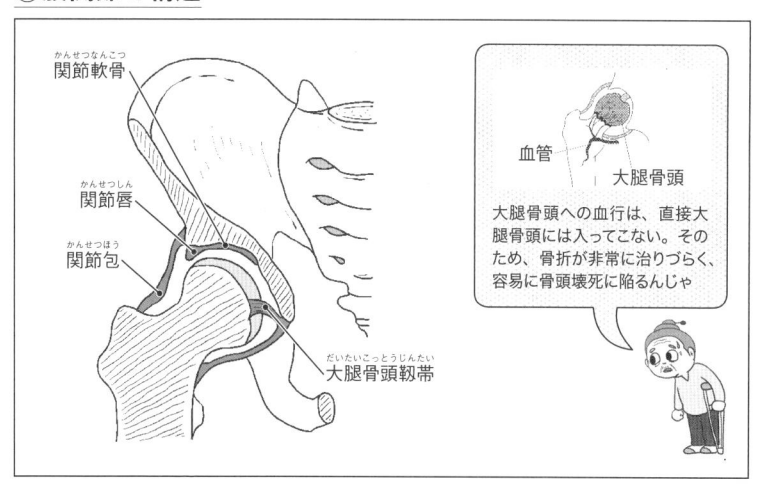

関節軟骨
関節唇
関節包
大腿骨頭靭帯

血管
大腿骨頭

大腿骨頭への血行は、直接大腿骨頭には入ってこない。そのため、骨折が非常に治りづらく、容易に骨頭壊死に陥るんじゃ

第4章：下肢の骨格

8 膝蓋骨 [patella]

①膝蓋骨とは
人体中、最も大きな種子骨。大腿骨と関節をつくる。大腿四頭筋の腱と下腿の骨が摩擦することを防ぐために発生した骨である。

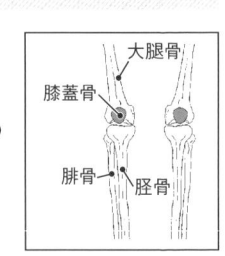

②膝蓋骨の形状

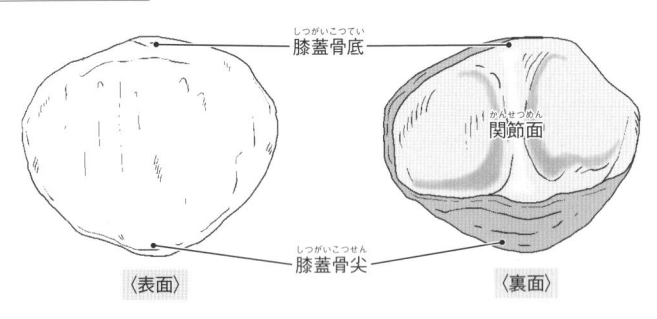

〈表面〉 膝蓋骨底／膝蓋骨尖

〈裏面〉 関節面

コツコツと雑学

膝蓋骨は我々の祖先が哺乳類になる段階で生じた骨である。爬虫類などには膝蓋骨はなく、膝関節を伸展させる筋は直接大腿骨に触れる。哺乳類は速く動くため、腱が骨に接触する部分を膝蓋骨でカバーしてスムーズな運動を可能にしている。

〈アフリカゾウ〉

アフリカゾウなどの大型の哺乳類の膝蓋骨は、大きな摩擦に対応するように、お椀のようなかたちをしているのよ

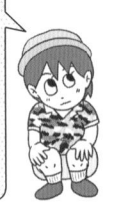

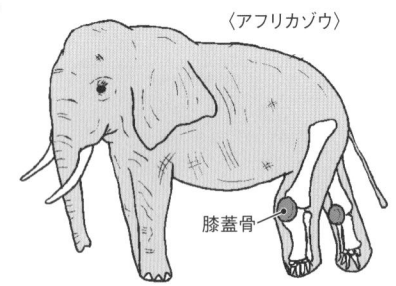

膝蓋骨

第4章：下肢の骨格

9 下腿の骨 【lower leg bones】

①脛骨 (tibia)

1.脛骨とは

脛骨は、下腿の母趾側（内側）に位置する、長く太い骨である。腓骨とともに下腿を構成し、体重を支える。

2.脛骨の形状

〈前から〉

- 顆間隆起
- 上関節面
- 内側顆
- 外側顆
- 脛骨粗面
- 内果
- 下関節面
- 内果関節面

〈後ろから〉

- 顆間隆起
- 外側顆
- ヒラメ筋線
- 内果
- 下関節面

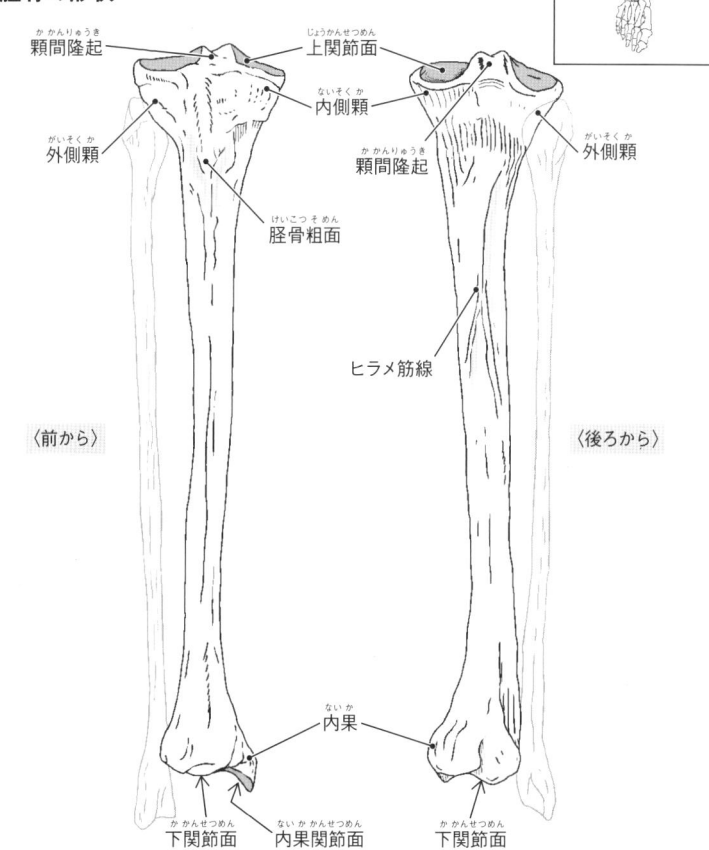

☑ 第4章：下肢の骨格

②腓骨 (fibula)

1.腓骨とは

腓骨は、下腿の小趾側(外側)に位置する、長く細い骨である。脛骨とともに下腿を構成する。体重を支える役割はあまりない。

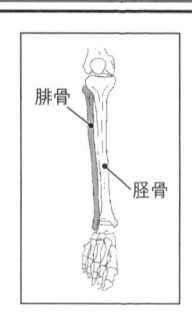

2.腓骨の形状

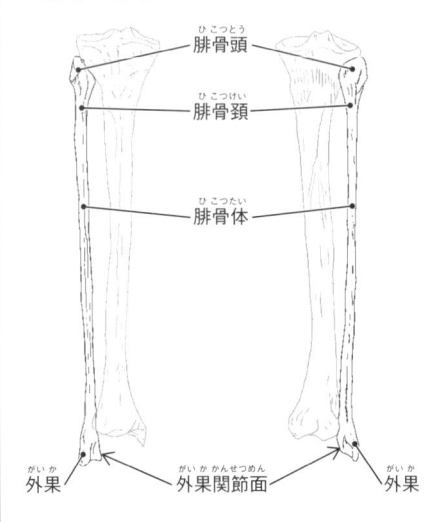

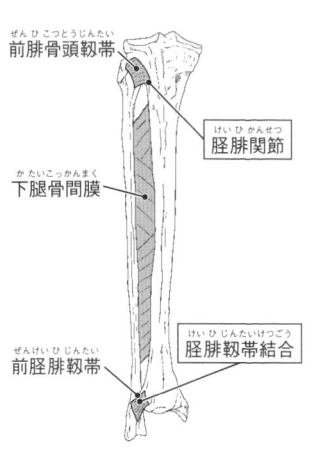

- 腓骨頭 (ひこつとう)
- 腓骨頸 (ひこつけい)
- 腓骨体 (ひこつたい)
- 外果 (がいか)
- 外果関節面 (がいかかんせつめん)
- 外果 (がいか)

3.脛骨との連結

- 前腓骨頭靱帯 (ぜんひこつとうじんたい)
- 脛腓関節 (けいひかんせつ)
- 下腿骨間膜 (かたいこっかんまく)
- 前脛腓靱帯 (ぜんけいひじんたい)
- 脛腓靱帯結合 (けいひじんたいけつごう)

コツコツと雑学

両生類の腓骨は太く、脛骨との差はあまりない。一方、ヒトの腓骨は脛骨に比べると非常に細い。これは進化の過程での運動様式の変化で、負担の少ない腓骨が退化したためである。

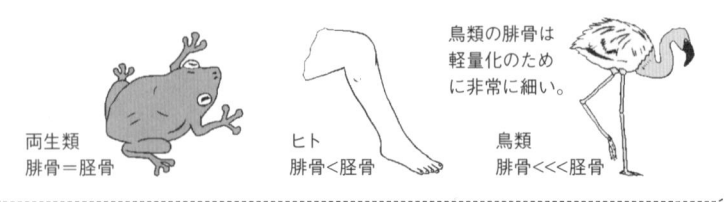

両生類
腓骨＝脛骨

ヒト
腓骨＜脛骨

鳥類の腓骨は軽量化のために非常に細い。

鳥類
腓骨＜＜＜脛骨

☑ 第4章：下肢の骨格

③膝関節の構造

膝関節は、大腿骨内側顆・外側顆と脛骨内側顆・外側顆がつくる顆状関節（機能的には蝶番関節）である。

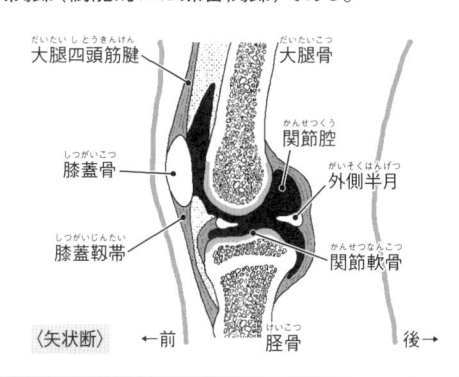

- 大腿四頭筋腱
- 大腿骨
- 関節腔
- 膝蓋骨
- 外側半月
- 膝蓋靱帯
- 関節軟骨
- 脛骨

〈矢状断〉 ←前　　後→

> 膝関節の構成に腓骨は関与しないのよ！

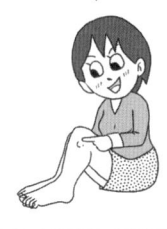

④膝関節の靱帯

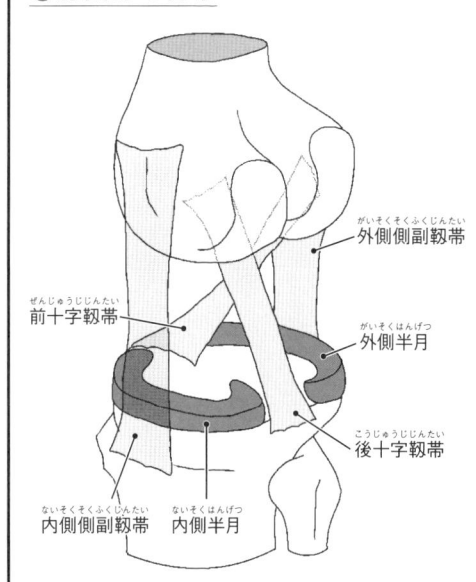

- 外側側副靱帯
- 前十字靱帯
- 外側半月
- 後十字靱帯
- 内側側副靱帯
- 内側半月

内側・外側側副靱帯
膝関節の側方を補強。膝関節が内外へ脱臼することを防ぐ

内側・外側半月
線維軟骨性の小板。関節の接触面を拡大することにより、膝関節にかかる加重を分散する

前・後十字靱帯
膝関節の前方変位、後方変位を防ぐ

☑第4章：下肢の骨格

10 足の骨 【bones of the foot】

①足の骨とは
足根部から趾先に向かい、足根骨、中足骨、趾骨が位置する。

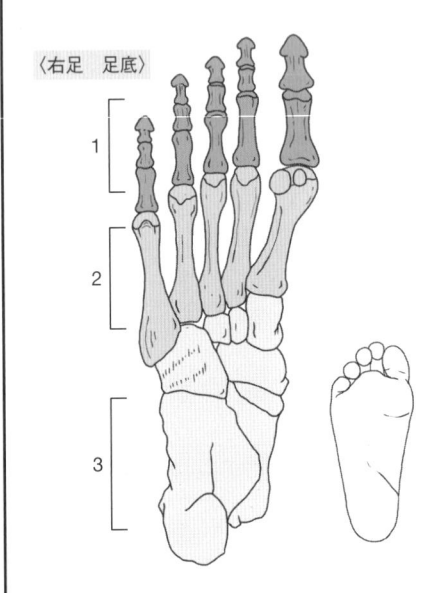

〈右足　足底〉

〈右足　足背〉

1. 趾骨
- 末節骨
- 中節骨
- 基節骨

2. 中足骨

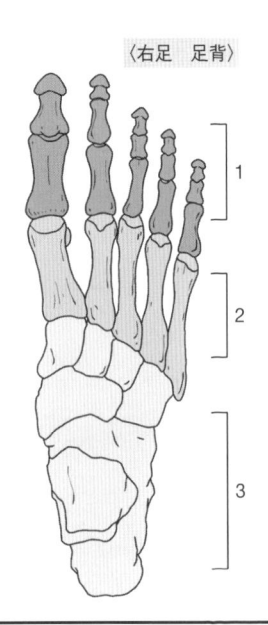

3. 足根骨
- 距骨
- 踵骨
- 舟状骨
- 内側楔状骨
- 中間楔状骨
- 外側楔状骨
- 立方骨

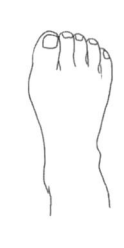

☑第4章：下肢の骨格

11 足根骨 【tarsal bones】

①足根骨とは

7つの短骨で構成される。近位列と遠位列に区分される。

②足根骨の形状

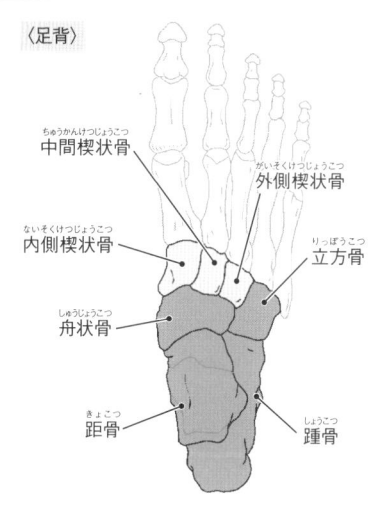

〈足背〉

遠位列
内側楔状骨
中間楔状骨
外側楔状骨
立方骨

近位列
舟状骨
距骨
踵骨

中間楔状骨
外側楔状骨
内側楔状骨
立方骨
舟状骨
距骨
踵骨

踵骨隆起は二足歩行するヒトの特徴的な形状なのよ！

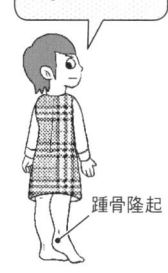

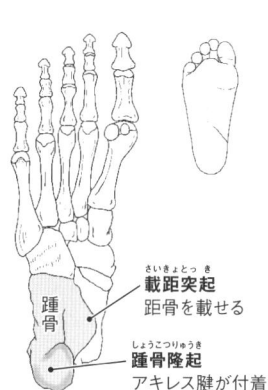

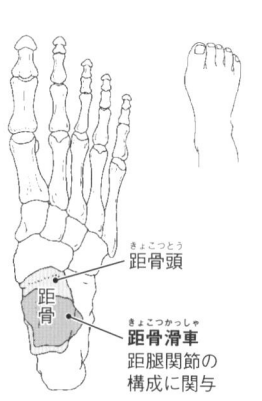

踵骨隆起

踵骨

載距突起
距骨を載せる

踵骨隆起
アキレス腱が付着

距骨

距骨頭

距骨滑車
距腿関節の構成に関与

③距腿関節とは

下腿の骨(脛骨・腓骨)と足根骨(距骨)がつくる蝶番関節(ラセン関節)である。

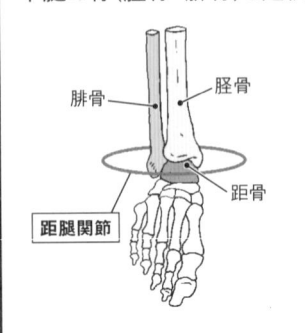

※外側靱帯(下図の3つの靱帯からなる)

後距腓靱帯　前距腓靱帯
踵腓靱帯

※内側靱帯(三角靱帯とも呼ぶ)

前脛距部　後脛距部
脛舟部　脛踵部

腓骨	脛骨
外果関節面	下関節面 内果関節面
距骨	
距骨滑車	

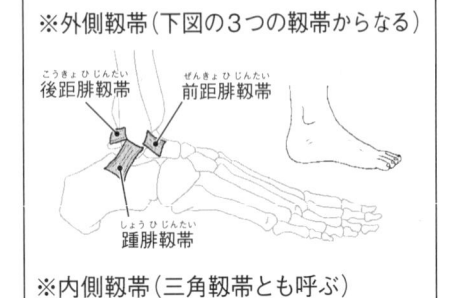

④足根間関節とは

足根骨間の関節。距骨下関節、距踵舟関節、踵立方関節などが含まれる。また、距踵舟関節、踵立方関節を合わせて横足根関節(ショパール関節)と呼ぶ。

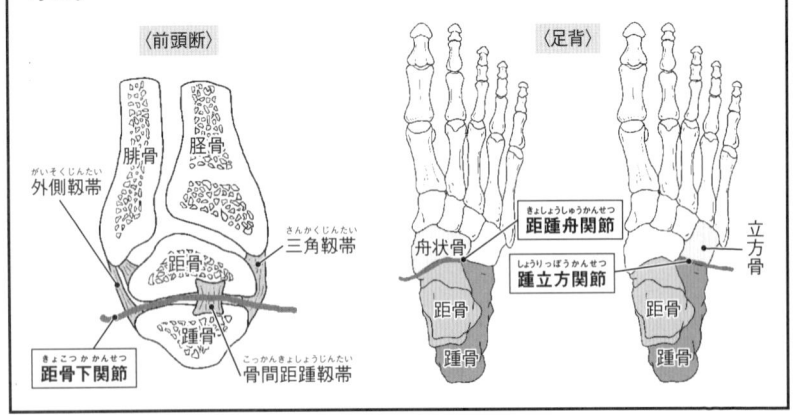

〈前頭断〉

腓骨　脛骨
外側靱帯　三角靱帯
距骨
踵骨
距骨下関節　骨間距踵靱帯

〈足背〉

舟状骨　距踵舟関節　立方骨
踵立方関節
距骨　距骨
踵骨　踵骨

⑤ 足根骨を補強する靱帯（足底足根靱帯）

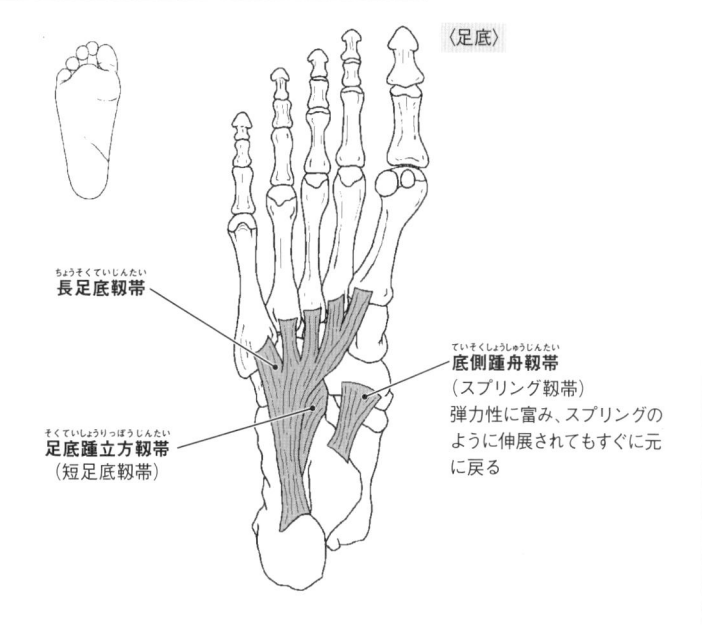

〈足底〉

長足底靱帯（ちょうそくていじんたい）

底側踵舟靱帯（ていそくしょうしゅうじんたい）
（スプリング靱帯）
弾力性に富み、スプリングのように伸展されてもすぐに元に戻る

足底踵立方靱帯（そくていしょうりっぽうじんたい）
（短足底靱帯）

コツコツと雑学

鳥類では足根骨は癒合し、「跗蹠骨（ふしょこつ）」の一部となる。

鳥は、飛ぶために極限まで体重が少なくなるよう進化したのよ！

パタパタ

跗蹠骨
足根骨と中足骨が癒合した骨

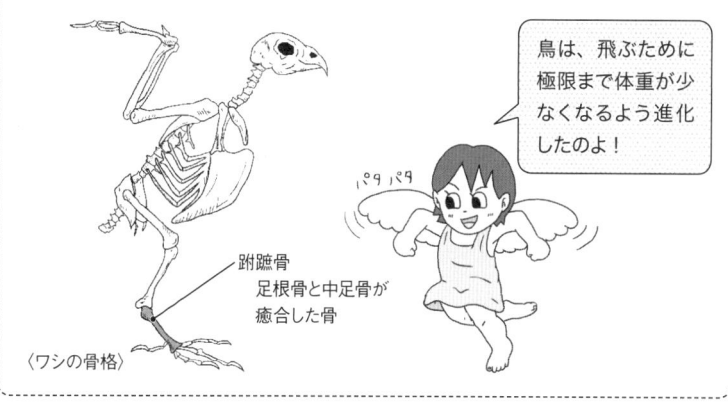

〈ワシの骨格〉

第4章：下肢の骨格

⑥足根管

足根骨と屈筋支帯がつくるトンネルを足根管という。脛骨神経・後脛骨動脈・後脛骨静脈・後脛骨筋・長母趾屈筋腱・長趾屈筋腱が通る。

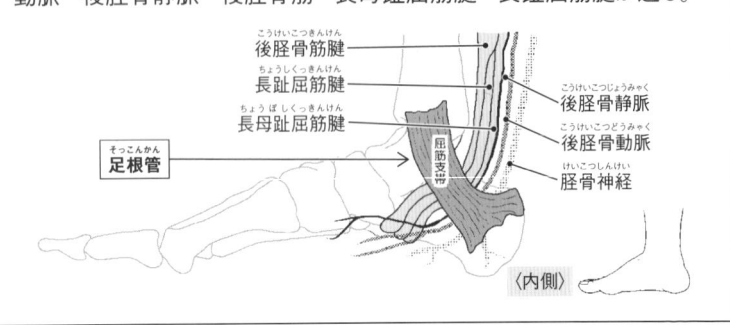

- 後脛骨筋腱
- 長趾屈筋腱
- 長母趾屈筋腱
- 足根管
- 屈筋支帯
- 後脛骨静脈
- 後脛骨動脈
- 脛骨神経

〈内側〉

⑦足根洞

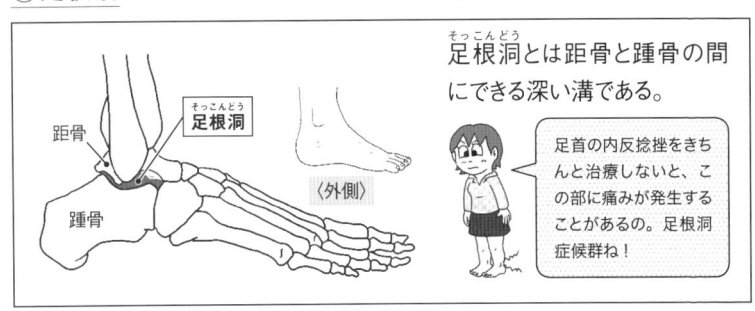

足根洞とは距骨と踵骨の間にできる深い溝である。

- 距骨
- 足根洞
- 踵骨

〈外側〉

足首の内反捻挫をきちんと治療しないと、この部に痛みが発生することがあるの。足根洞症候群ね！

⑧足底腱膜

足底腱膜とは、踵骨下面から中足骨下面にかけて扇状に広がる膜のことである。

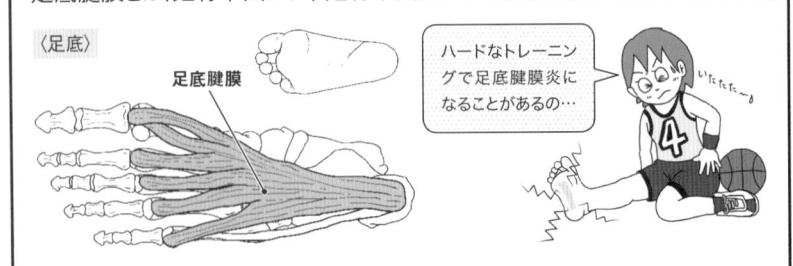

〈足底〉

足底腱膜

ハードなトレーニングで足底腱膜炎になることがあるの…

12 中足骨 [metatarsals]

①中足骨とは

足底、足背を構成する5本の管状骨。

②中足骨の形状

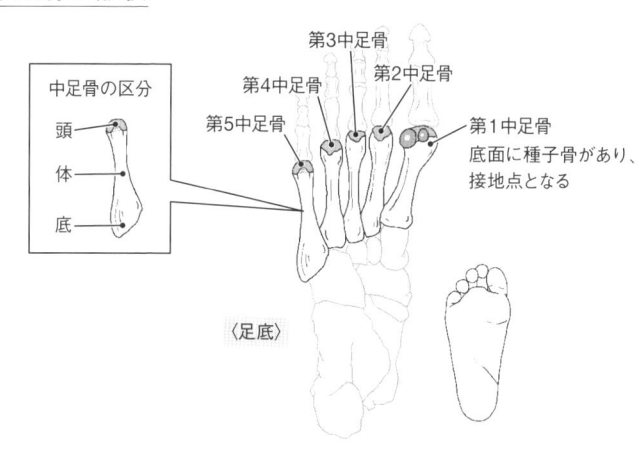

中足骨の区分
- 頭
- 体
- 底

第3中足骨
第2中足骨
第4中足骨
第5中足骨
第1中足骨
底面に種子骨があり、接地点となる

〈足底〉

コツコツと雑学

鳥類は呼吸のために全身の骨に空洞をつくり、吸気によって沢山の空気を取り込むことができる。ヒトに例えると、足の甲まで吸気によって取り込んだ空気が入り込むことになる。このため、ヒトが8回の吸息で取り入れる酸素を、鳥類はわずか3回で取り込むことができる。

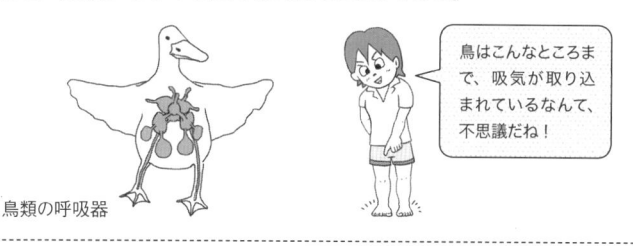

鳥類の呼吸器

> 鳥はこんなところまで、吸気が取り込まれているなんて、不思議だね！

第4章:下肢の骨格

③中足骨がつくる関節

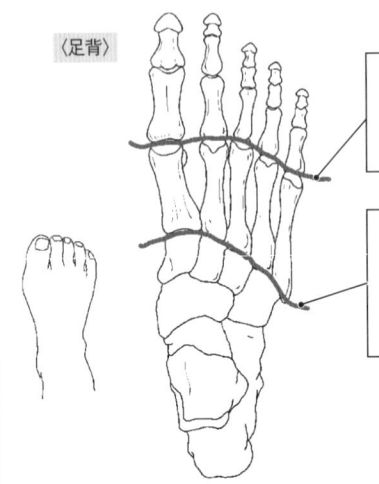

〈足背〉

中足指節関節
中足骨頭と趾骨(基節骨)がつくる関節

足根中足関節
遠位の足根骨と中足骨がつくる関節。リスフラン関節とも呼ぶ

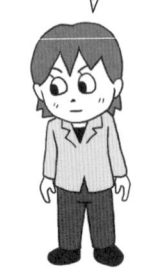

リスフラン関節もショパール関節も、外科的に切断部位になるんだよ!

④足弓

足の骨は縦方向、横方向にそれぞれアーチ状に配列されており、これが歩行の際などに足底に加わる衝撃を吸収し、足関節・膝・腰などへの負担を軽減するクッションの役目を果たしている。

内側縦足弓	外側縦足弓	横足弓
〈右足 内側〉	〈右足 外側〉	〈前から〉
構成 踵骨、距骨、舟状骨、内側・中間・外側楔状骨、第1~3中足骨がつくるアーチ	**構成** 踵骨、立方骨、第4・5中足骨がつくる低いアーチ	**構成** 遠位足根骨(楔状骨・立方骨)がつくるアーチ

13 趾骨 [phalanges]

①趾骨とは
基節骨・中節骨・末節骨の3つの骨から構成される(母趾は中節骨を欠く)。

②趾骨の形状

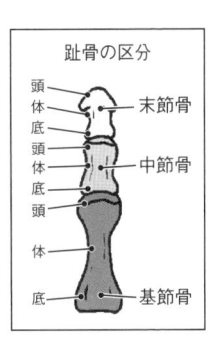

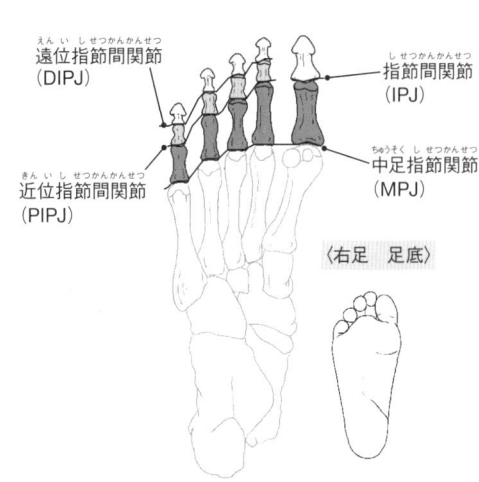

趾骨の区分
- 末節骨（頭・体・底）
- 中節骨（頭・体・底）
- 基節骨（頭・体・底）

- 遠位指節間関節（DIPJ）
- 近位指節間関節（PIPJ）
- 指節間関節（IPJ）
- 中足指節関節（MPJ）

〈右足 足底〉

コツコツと雑学

ヒトの足の第1指は他の指に比べ大きいが、これは二足歩行の際、最後に第1指で地面を蹴るためである。
また、ウマは走行に適した脚を獲得する進化の過程で、指の数が減っていき、事実上中指1本の脚を手にした。

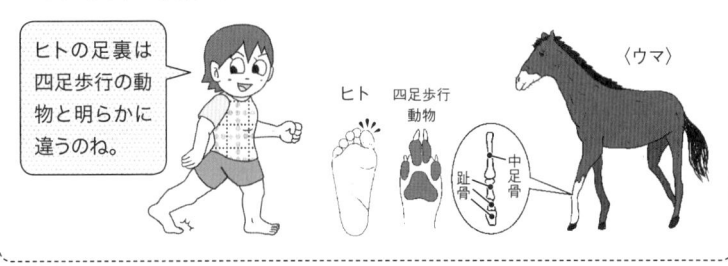

ヒトの足裏は四足歩行の動物と明らかに違うのね。

ヒト　四足歩行動物

〈ウマ〉

中足骨
趾骨

第5章
頭蓋骨

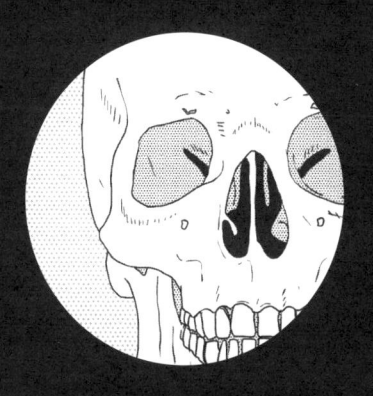

**Chapter 5
Bones of cranium**

☑ 第5章：頭蓋骨

1 頭蓋骨 【Bones of cranium】

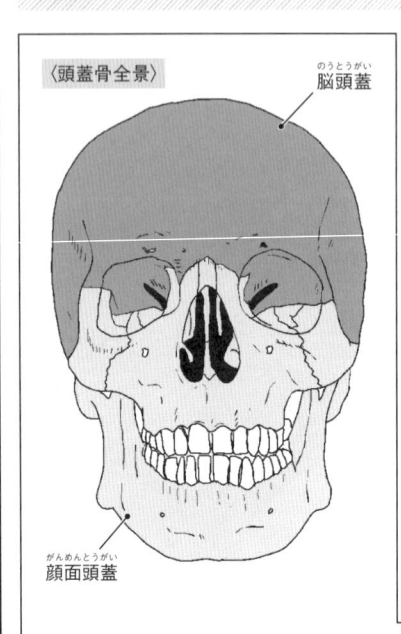

〈頭蓋骨全景〉
脳頭蓋
顔面頭蓋

①頭蓋骨とは

頭部を構成する骨格で、成人で15種23個の骨よりなる。脳を収める脳頭蓋と、視覚器などを収める顔面頭蓋に分けられる。

脳頭蓋
・前頭骨　　　・頭頂骨(×2)
・側頭骨(×2)　・後頭骨
・蝶形骨　　　・篩骨

顔面頭蓋
・下顎骨　　・上顎骨(×2)・舌骨
・頬骨(×2)・口蓋骨(×2)
・鼻骨(×2)・涙骨(×2)
・鋤骨　　　・下鼻甲介(×2)

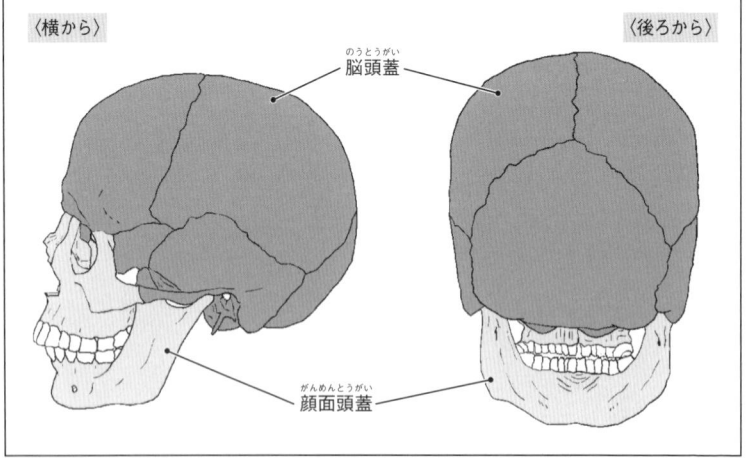

〈横から〉　　　　　　　　　　　　　　　〈後ろから〉
脳頭蓋
顔面頭蓋

2 前頭骨 [frontal bone]

①前頭骨とは

脳頭蓋の前部を形成する扁平骨である。

②前頭骨の形状

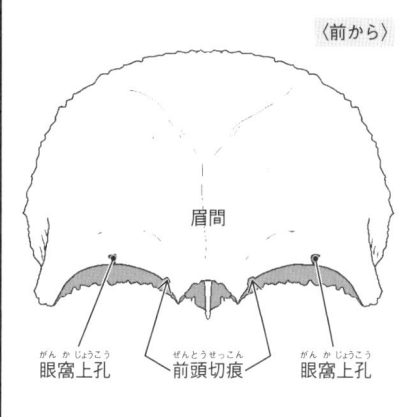

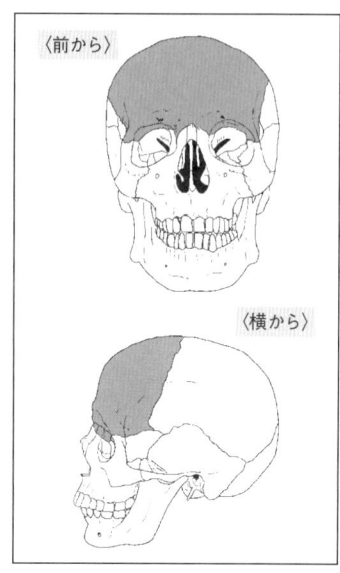

〈前から〉

眉間

眼窩上孔　前頭切痕　眼窩上孔

〈前から〉

〈横から〉

コツコツと雑学

ウシやシカの角は前頭骨から出ている。ちなみに、シカの角は英語でアントラーという。

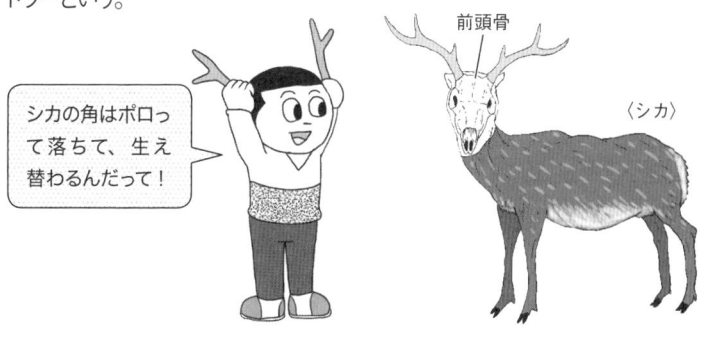

前頭骨

〈シカ〉

シカの角はポロっ
て落ちて、生え
替わるんだって！

☑ 第5章：頭蓋骨

3 頭頂骨 【parietal bone】

①頭頂骨とは

脳頭蓋の頂部を形成する扁平骨。
左右1対ある。

②頭頂骨の形状

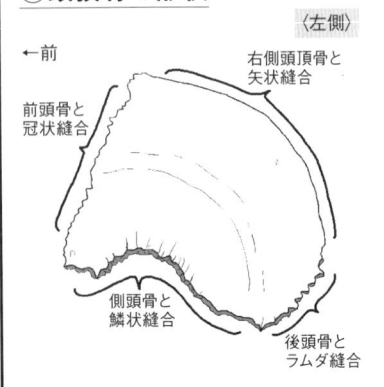

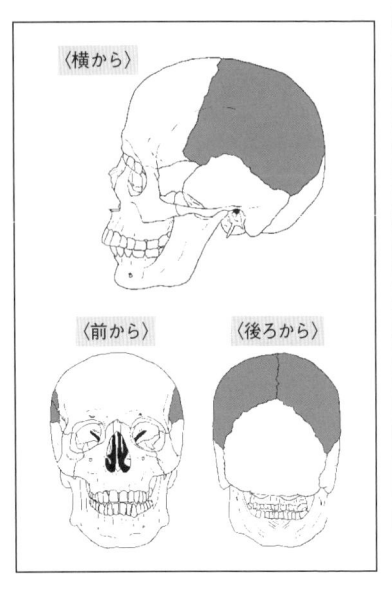

〈左側〉
←前
右側頭頂骨と矢状縫合
前頭骨と冠状縫合
側頭骨と鱗状縫合
後頭骨とラムダ縫合

〈横から〉
〈前から〉 〈後ろから〉

コツコツと雑学

咀嚼力の強いゴリラなどでは、左右の頭頂骨が正中線で癒合する部分に「矢状隆起」があり、そこに発達した側頭筋が着く。

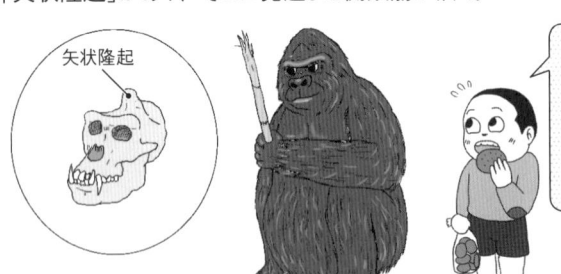

矢状隆起

〈ゴリラ〉

マウンテンゴリラの咀嚼力はなんと620kgもあるんだって！ヒトはせいぜい60Kgだよ

4 後頭骨【occipital bone】

①後頭骨とは
脳頭蓋の後部を形成する扁平骨である。

②後頭骨の形状

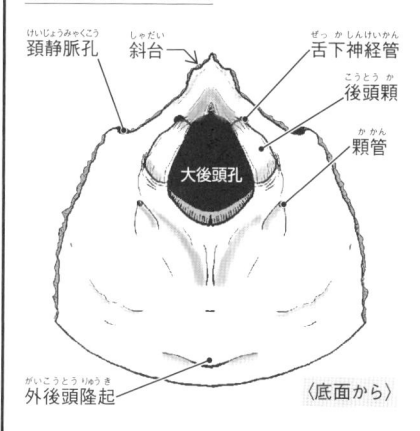

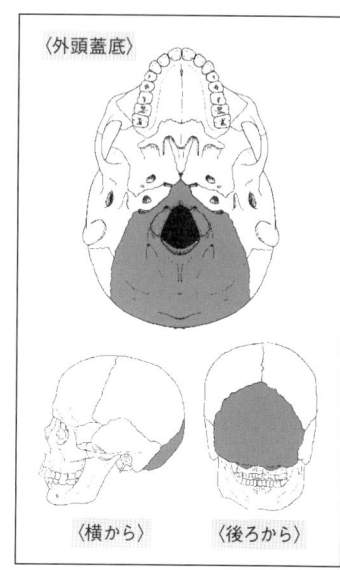

〈底面から〉
- 頸静脈孔（けいじょうみゃくこう）
- 斜台（しゃだい）
- 舌下神経管（ぜっかしんけいかん）
- 後頭顆（こうとうか）
- 顆管（かかん）
- 大後頭孔
- 外後頭隆起（がいこうとうりゅうき）

〈外頭蓋底〉

〈横から〉　〈後ろから〉

コツコツと雑学

サル以外の哺乳類の大後頭孔は頭骨の後部に位置するが、すべてのサルの仲間の大後頭孔は、頭骨の底のほぼ真ん中にある。そのためサルの仲間は4足歩行する際は、頸をL字に曲げなくてはならない。

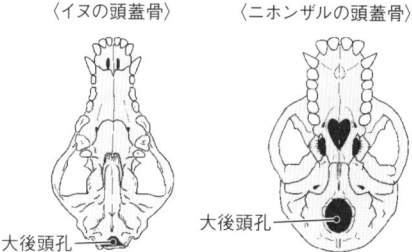

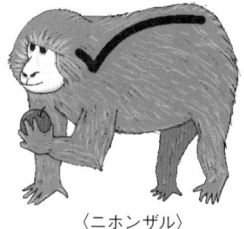

〈イヌの頭蓋骨〉　〈ニホンザルの頭蓋骨〉
- 大後頭孔
- 大後頭孔

〈ニホンザル〉

☑第5章：頭蓋骨

5 側頭骨 【temporal bone】

① 側頭骨とは

脳頭蓋の外側壁を形成する骨である。もともと鱗部・鼓室部・岩様部の3部が、生後1年程度で癒合し、側頭骨となる。左右1対ある。

〈横から〉

〈前から〉　〈外頭蓋底〉

② 側頭骨の形状

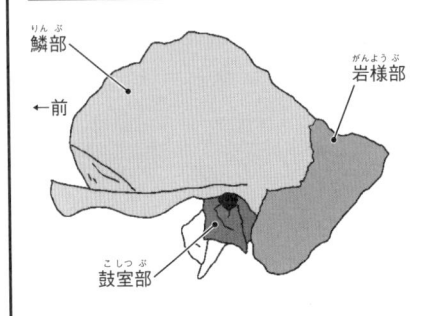

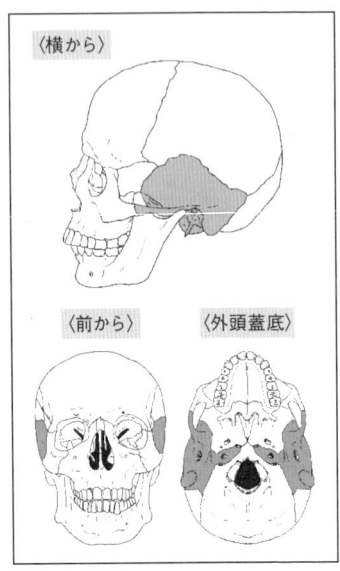

鱗部
←前
岩様部
鼓室部

1. 鱗部と鼓室部

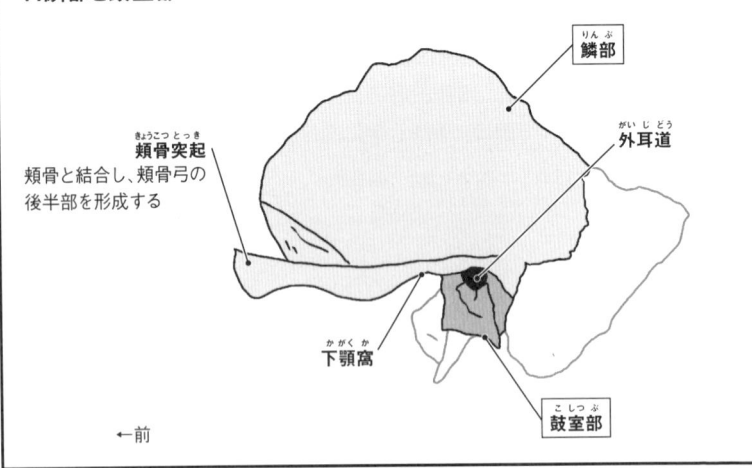

鱗部

頬骨突起
頬骨と結合し、頬骨弓の後半部を形成する

外耳道

下顎窩

鼓室部

←前

第5章:頭蓋骨

2. 岩様部

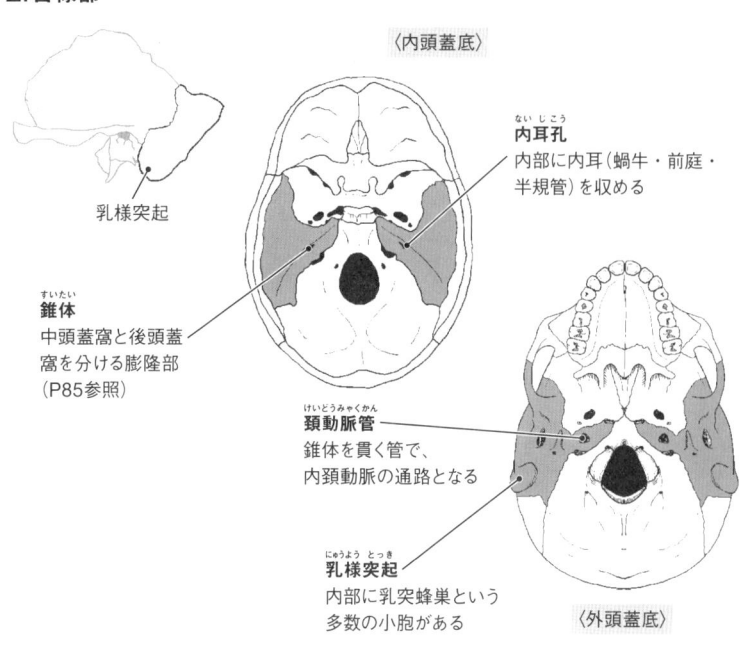

〈内頭蓋底〉

乳様突起

錐体
中頭蓋窩と後頭蓋窩を分ける膨隆部
(P85参照)

内耳孔
内部に内耳(蝸牛・前庭・半規管)を収める

頸動脈管
錐体を貫く管で、内頸動脈の通路となる

乳様突起
内部に乳突蜂巣という多数の小胞がある

〈外頭蓋底〉

コツコツと雑学

乳様突起は、進化の過程でヒトになる際に発達したもので「後ろを振り返る」ために発達した胸鎖乳突筋の付着部として大きくなった。

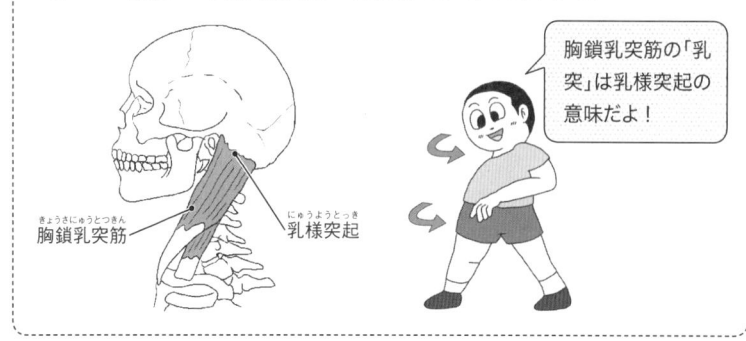

胸鎖乳突筋
乳様突起

> 胸鎖乳突筋の「乳突」は乳様突起の意味だよ!

☑ 第5章：頭蓋骨

3.茎状突起

岩様部の下方に伸びる突起。その基部には茎乳突孔があり、顔面神経および茎乳動脈が通る。

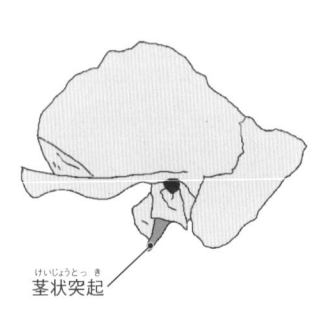

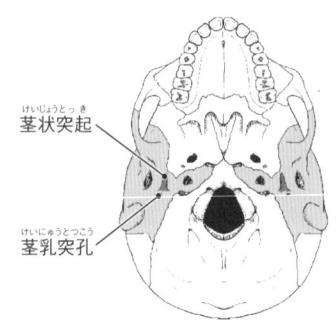

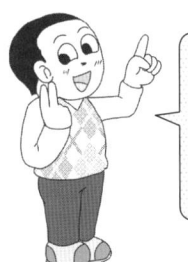

茎状突起
茎乳突孔
茎状突起

> 茎状突起には、茎突舌骨靱帯、茎突下顎靱帯、茎突舌筋、茎突舌骨筋、茎突咽頭筋といったさまざまな靱帯や筋肉が付着しているんだって！

コツコツと雑学

側頭骨の茎状突起はヒトやイノシシでみられ、サルや食肉類ではみられない。

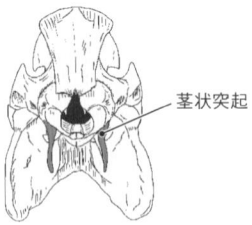

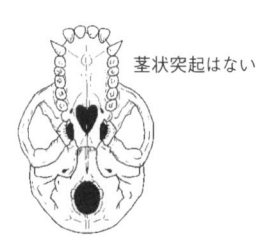

茎状突起
茎状突起はない

〈イノシシの頭蓋骨〉　〈サルの頭蓋骨〉

4. 耳小骨

側頭骨の外耳道の奥には鼓室と呼ばれる腔所がある。鼓室は中耳の主体となっており、内部に耳小骨（ツチ骨・キヌタ骨・アブミ骨）が並んでいる。

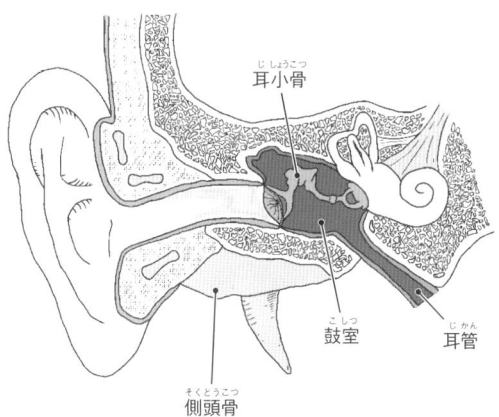

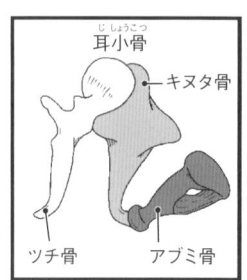

コツコツと雑学

3つ揃った耳小骨は我々が哺乳類になってから獲得したものである。爬虫類の耳小骨は耳小柱（アブミ骨に当たる）1つしかなく、音は顎の骨（関節骨・方形骨）から耳小柱へと伝えられる。

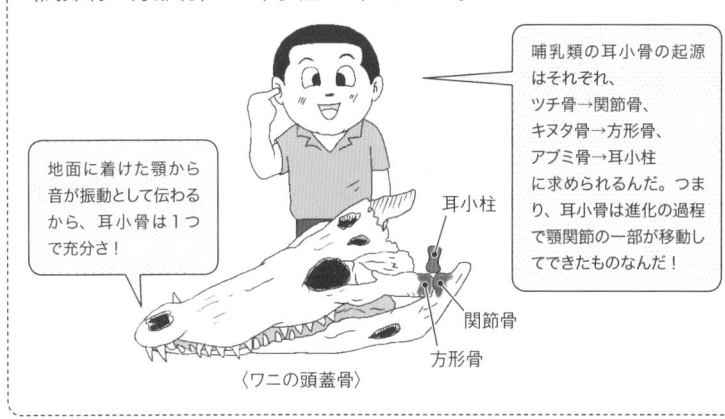

> 哺乳類の耳小骨の起源はそれぞれ、
> ツチ骨→関節骨、
> キヌタ骨→方形骨、
> アブミ骨→耳小柱
> に求められるんだ。つまり、耳小骨は進化の過程で顎関節の一部が移動してできたものなんだ！

> 地面に着けた顎から音が振動として伝わるから、耳小柱は1つで充分さ！

〈ワニの頭蓋骨〉

☑ 第5章：頭蓋骨

6 蝶形骨 【sphenoid bone】

①蝶形骨とは

頭蓋腔の中央にある、蝶が羽を広げたような形状の骨である。

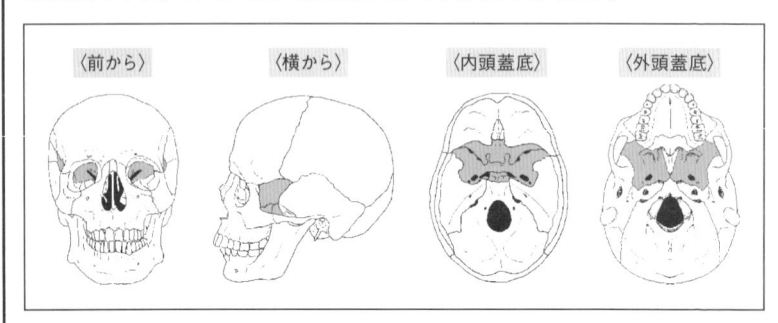

〈前から〉　〈横から〉　〈内頭蓋底〉　〈外頭蓋底〉

②蝶形骨の形状

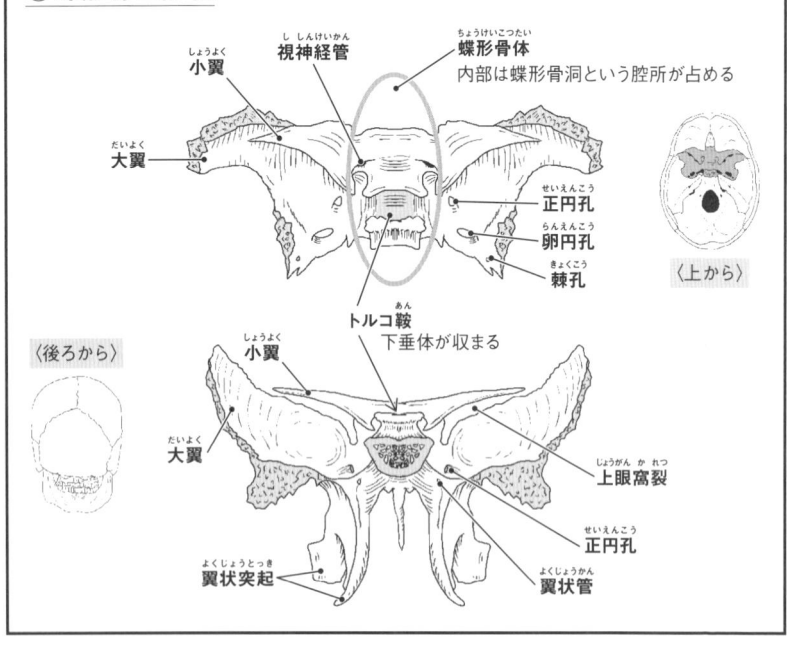

小翼（しょうよく）
視神経管（ししんけいかん）
蝶形骨体（ちょうけいこつたい）
内部は蝶形骨洞という腔所が占める
大翼（だいよく）
正円孔（せいえんこう）
卵円孔（らんえんこう）
棘孔（きょくこう）
トルコ鞍（あん）
下垂体が収まる

〈上から〉

〈後ろから〉

小翼（しょうよく）
大翼（だいよく）
上眼窩裂（じょうがんかれつ）
正円孔（せいえんこう）
翼状突起（よくじょうとっき）
翼状管（よくじょうかん）

☑ 第5章：頭蓋骨

7 篩骨 【ethmoid bone】

①篩骨とは

内頭蓋底を形成。鼻腔（上鼻甲介・中鼻甲介を形成）、眼窩の一部ともなる。

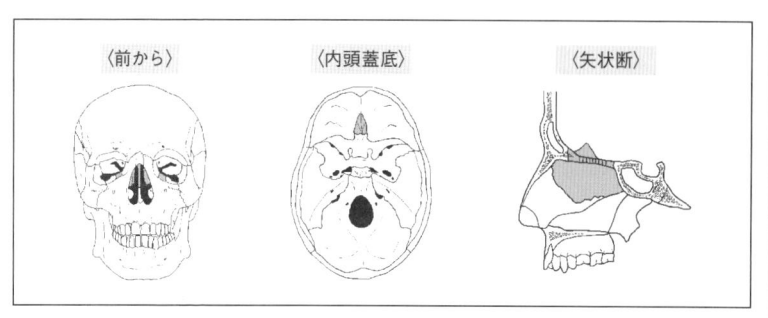

〈前から〉　〈内頭蓋底〉　〈矢状断〉

②篩骨の形状

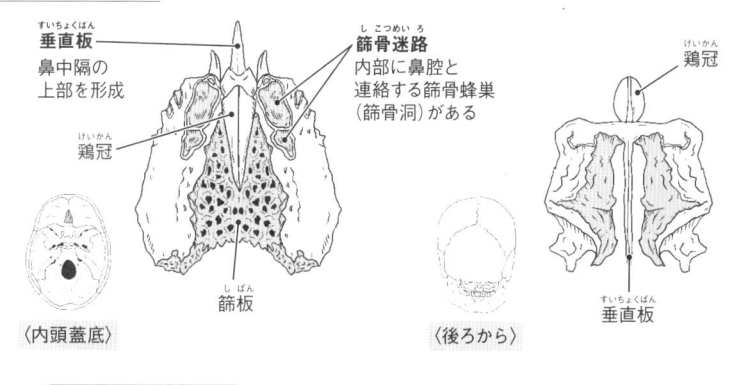

垂直板
鼻中隔の上部を形成

篩骨迷路
内部に鼻腔と連絡する篩骨蜂巣（篩骨洞）がある

鶏冠

篩板

〈内頭蓋底〉

鶏冠

垂直板

〈後ろから〉

大脳の嗅球から出た糸状の嗅神経は篩骨に空いた穴を通過し、鼻腔に分布するんだよ

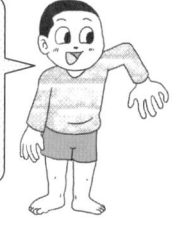

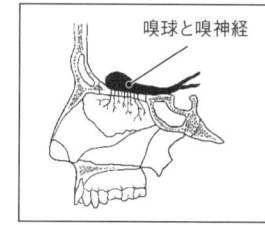

嗅球と嗅神経

✓ 第5章：頭蓋骨

8 脳頭蓋 [cerebral cranium]

①脳頭蓋とは

脳頭蓋は頭蓋骨の上部を指し、脳を収める頭蓋腔を形成。神経頭蓋とも呼ばれる。

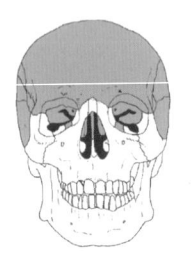

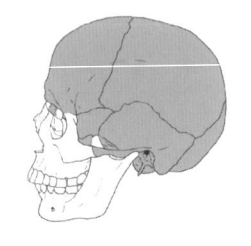

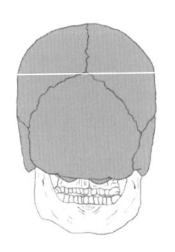

※頭蓋腔の形成には以下の6種8個の骨が関与する。

前頭骨×1	頭頂骨×2	側頭骨×2	後頭骨×1
篩骨×1	蝶形骨×1		

②頭蓋底の形状

頭蓋底は脳を収納する「容れ物」であり、蓋に当たる部分を頭蓋冠、底に当たる部分を頭蓋底という。

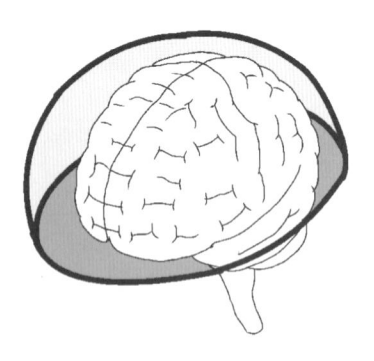

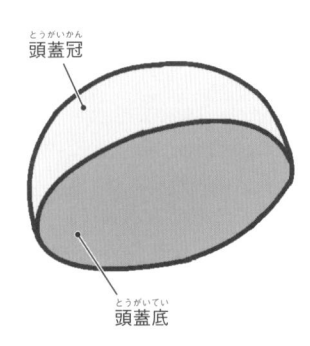

頭蓋冠

頭蓋底

③頭蓋冠

1.縫合

頭蓋冠は、頭頂骨・前頭骨・側頭骨の鱗部・後頭骨が線維性の結合(縫合)によってつながれ、維持されている。

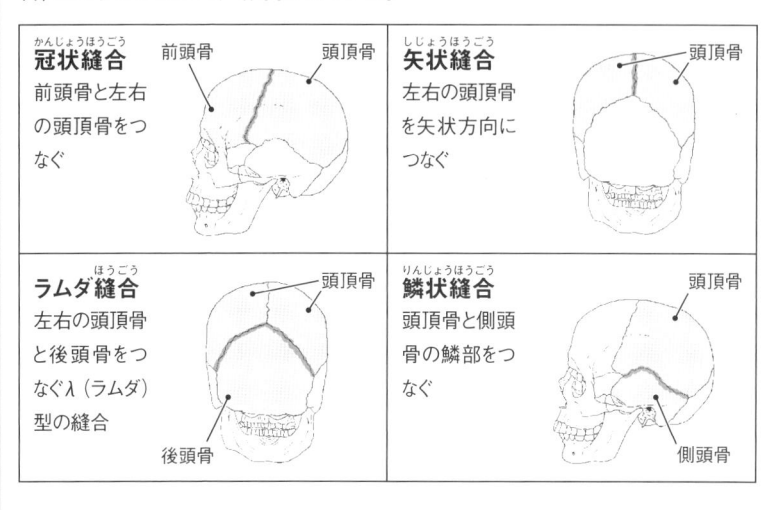

冠状縫合
前頭骨と左右の頭頂骨をつなぐ

矢状縫合
左右の頭頂骨を矢状方向につなぐ

ラムダ縫合
左右の頭頂骨と後頭骨をつなぐλ(ラムダ)型の縫合

鱗状縫合
頭頂骨と側頭骨の鱗部をつなぐ

2.泉門

新生児の頭蓋冠は完全には癒合しておらず、頭蓋骨が相会する部分は結合組織の膜様部として残り、これを泉門と呼ぶ。

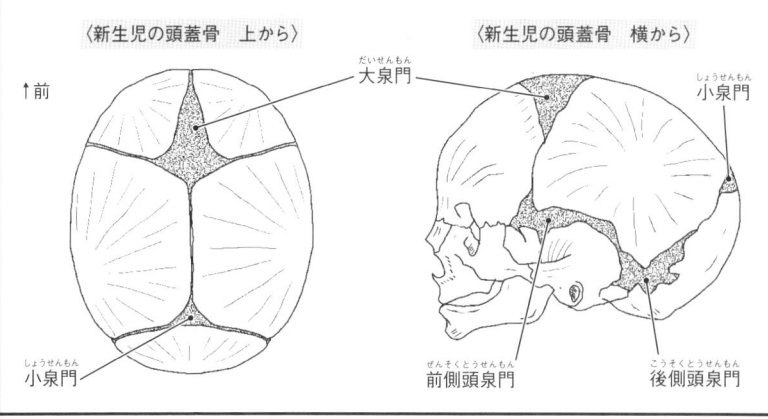

〈新生児の頭蓋骨 上から〉
- 大泉門
- 小泉門

〈新生児の頭蓋骨 横から〉
- 小泉門
- 前側頭泉門
- 後側頭泉門

☑ 第5章：頭蓋骨

④頭蓋底
頭蓋腔の底面を頭蓋底といい、これを頭蓋腔の内側から見たのが内頭蓋底であり、頭蓋骨を下面から見たのが外頭蓋底である。

1.内頭蓋底
内頭蓋底には、脳の各部位を収めるためのくぼみ(頭蓋窩)がいくつかある。

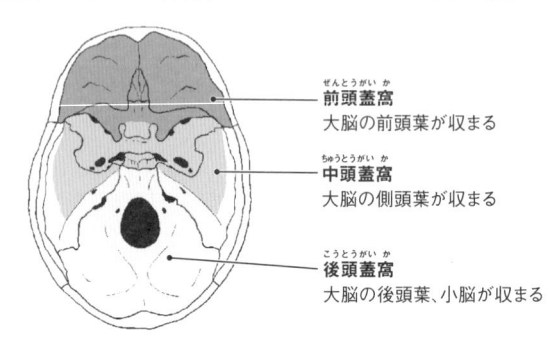

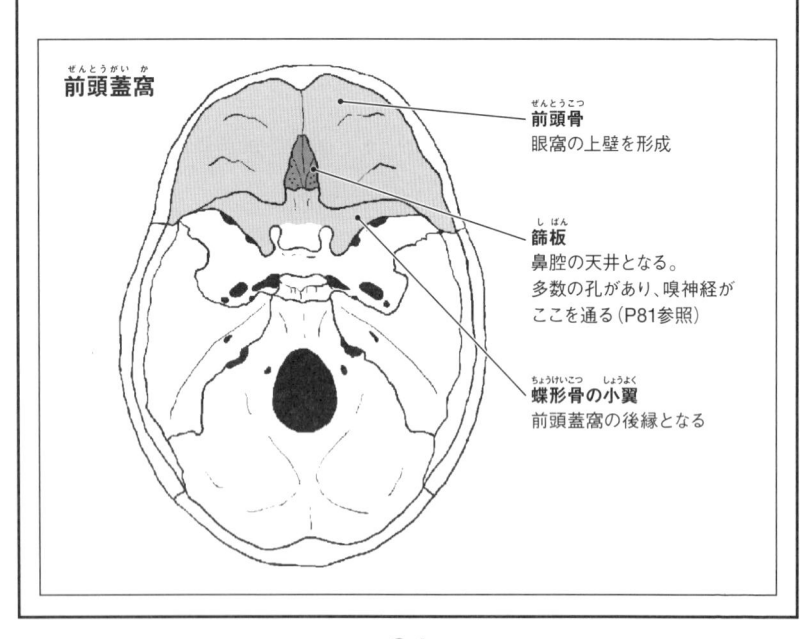

前頭蓋窩
大脳の前頭葉が収まる

中頭蓋窩
大脳の側頭葉が収まる

後頭蓋窩
大脳の後頭葉、小脳が収まる

前頭蓋窩

前頭骨
眼窩の上壁を形成

篩板
鼻腔の天井となる。
多数の孔があり、嗅神経がここを通る(P81参照)

蝶形骨の小翼
前頭蓋窩の後縁となる

第5章：頭蓋骨

中頭蓋窩

- 蝶形骨の体部
- 上眼窩裂
- 正円孔
- 視神経管
- 破裂孔
- トルコ鞍：中央に下垂体窩があり、脳下垂体を収める
- 卵円孔
- 頚動脈管
- 棘孔

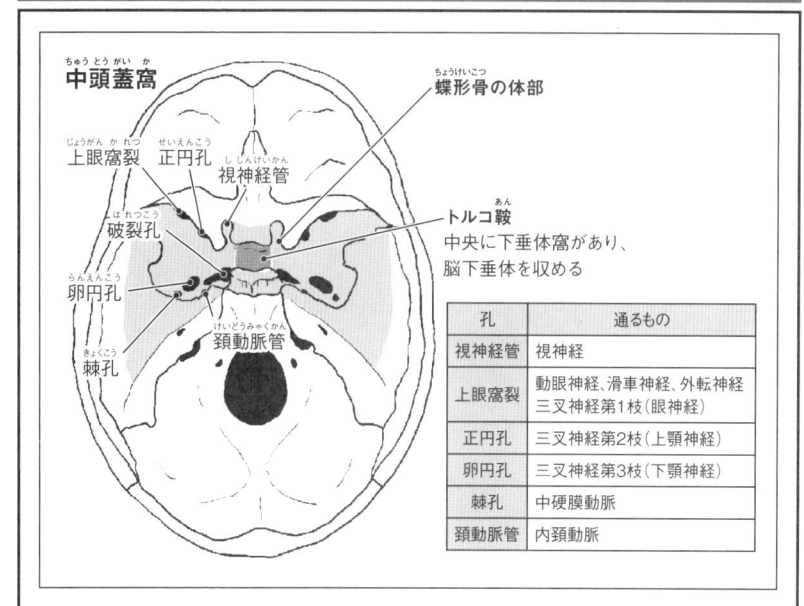

孔	通るもの
視神経管	視神経
上眼窩裂	動眼神経、滑車神経、外転神経 三叉神経第1枝（眼神経）
正円孔	三叉神経第2枝（上顎神経）
卵円孔	三叉神経第3枝（下顎神経）
棘孔	中硬膜動脈
頚動脈管	内頚動脈

後頭蓋窩

- 斜台：蝶形骨体と後頭骨が軟骨結合した部
- 側頭骨の錐体：中頭蓋窩と後頭蓋窩を仕切る
- 内耳孔
- 大後頭孔：延髄が出る
- 頚静脈孔
- 舌下神経管

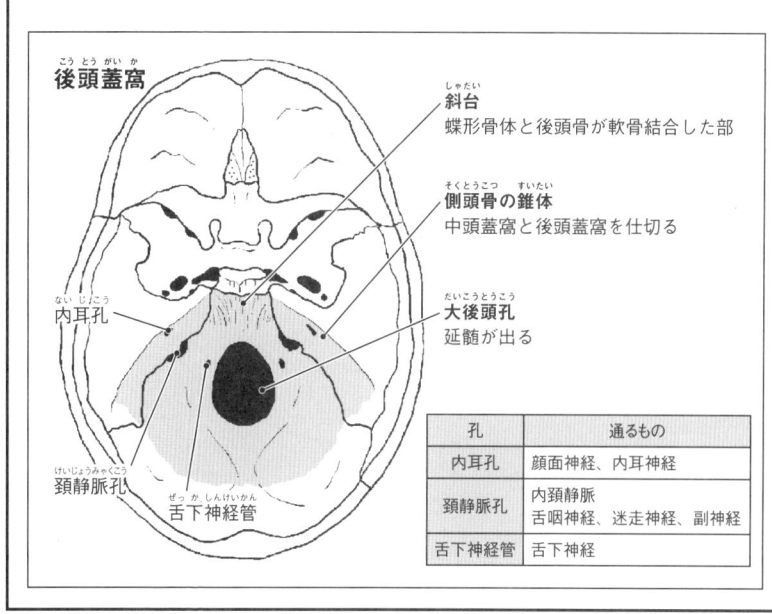

孔	通るもの
内耳孔	顔面神経、内耳神経
頚静脈孔	内頚静脈 舌咽神経、迷走神経、副神経
舌下神経管	舌下神経

☑第5章：頭蓋骨

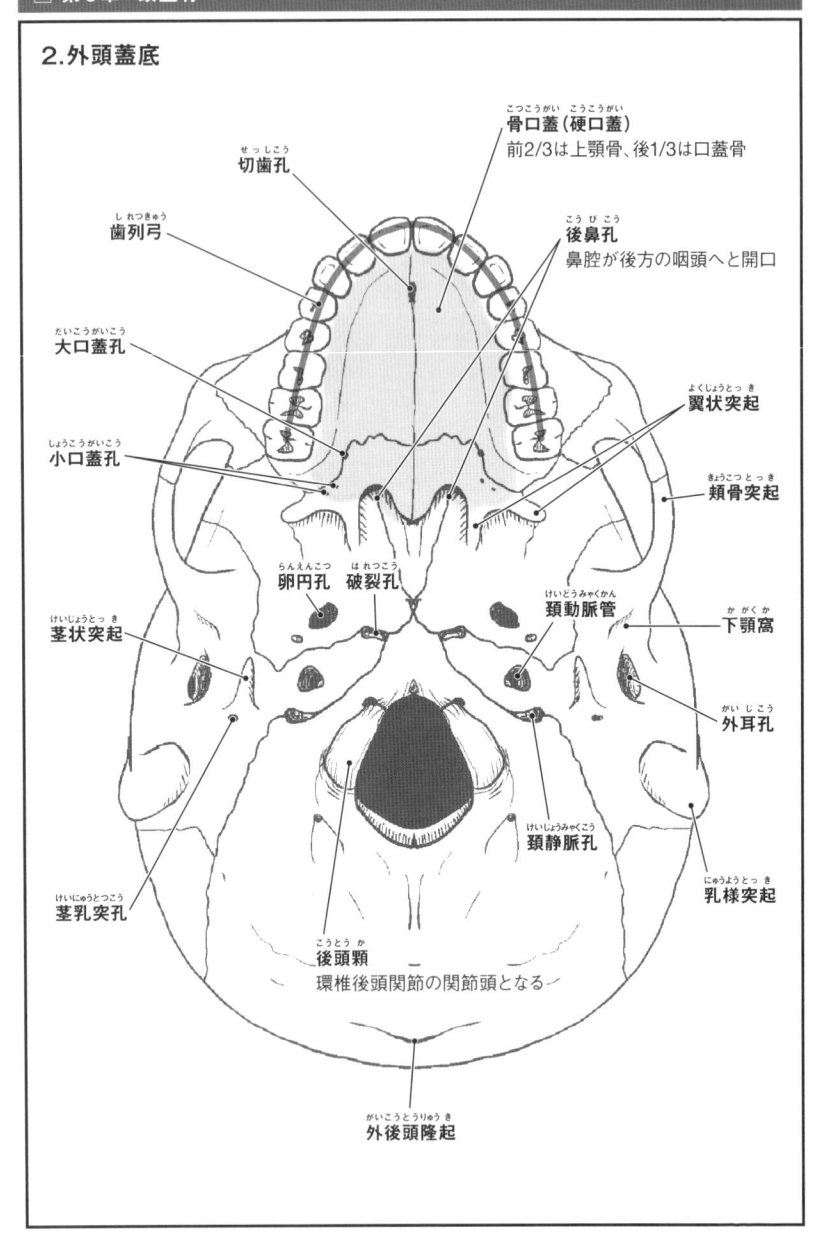

2.外頭蓋底

- 切歯孔
- 歯列弓
- 大口蓋孔
- 小口蓋孔
- 骨口蓋(硬口蓋)
  前2/3は上顎骨、後1/3は口蓋骨
- 後鼻孔
  鼻腔が後方の咽頭へと開口
- 翼状突起
- 頬骨突起
- 茎状突起
- 卵円孔
- 破裂孔
- 頚動脈管
- 下顎窩
- 外耳孔
- 茎乳突孔
- 頚静脈孔
- 乳様突起
- 後頭顆
  環椎後頭関節の関節頭となる
- 外後頭隆起

9 鼻骨・涙骨・頬骨
【nasal bone・lacrimal bone・zygomatic bone】

①鼻骨・涙骨・頬骨とは

鼻骨：鼻の付け根にあり、鼻腔を上前方から覆う骨。左右1対ある。
涙骨：眼窩の内壁の一部をなす骨。左右1対ある。
頬骨：頬骨弓の前方部をなす骨。左右1対ある。

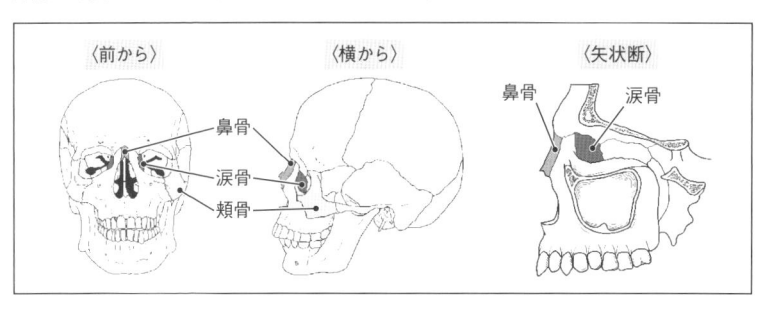

〈前から〉　〈横から〉　〈矢状断〉

鼻骨
涙骨
頬骨

②鼻骨・涙骨・頬骨の形状

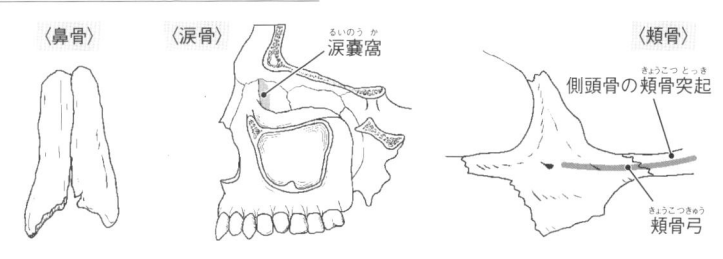

〈鼻骨〉　〈涙骨〉
涙嚢窩

〈頬骨〉
側頭骨の頬骨突起
頬骨弓

コツコツと雑学

サイの角は鼻骨上の皮膚が角化したものである。

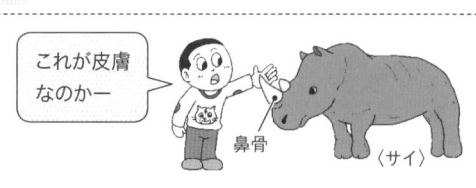

これが皮膚なのかー

鼻骨
〈サイ〉

☑ 第5章：頭蓋骨

10 上顎骨 【maxilla】

①上顎骨とは
顔面頭蓋中で最大の骨で、左右の上顎骨が癒合することで眼窩・鼻腔・口蓋の構成に関与する。

②上顎骨の形状

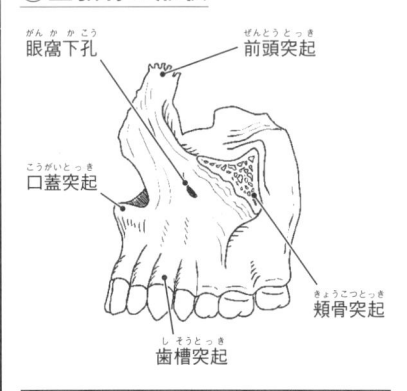

- 眼窩下孔
- 前頭突起
- 口蓋突起
- 頬骨突起
- 歯槽突起

〈前から〉
〈横から〉　〈外頭蓋底〉

眼窩下孔
眼窩下動脈・眼窩下静脈・眼窩下神経が通る。

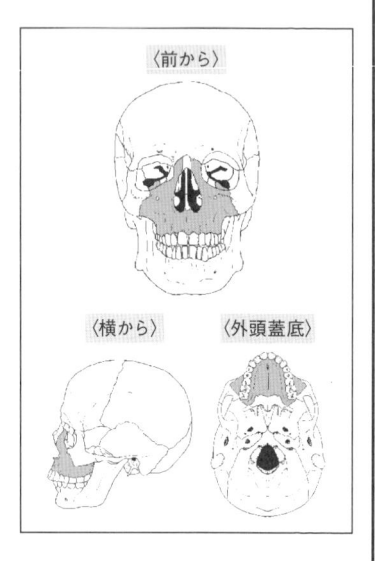

コツコツと雑学

鳥類のくちばしは3つの骨からなる。先端から「前顎骨」「上顎骨」、付け根が「鼻骨」である。

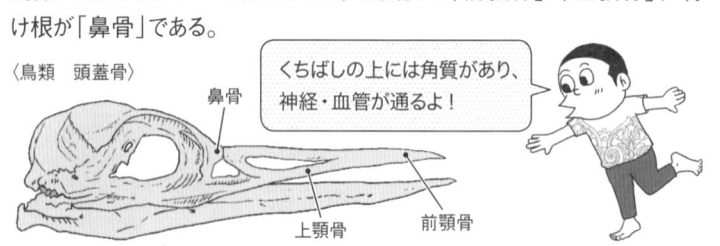

〈鳥類　頭蓋骨〉
- 鼻骨
- 上顎骨
- 前顎骨

くちばしの上には角質があり、神経・血管が通るよ！

11 口蓋骨・下鼻甲介・鋤骨
【palatine bone・inferior nasal concha・vomer】

①口蓋骨・下鼻甲介・鋤骨とは

口 蓋 骨：上顎骨の後方にあり、骨口蓋(硬口蓋)の一部をなす。左右1対ある。
下鼻甲介：鼻腔の外側壁に付着する小さな骨。左右1対ある。
鋤 　 骨：鼻中隔の下部をつくる骨。

②口蓋骨・下鼻甲介・鋤骨の形状

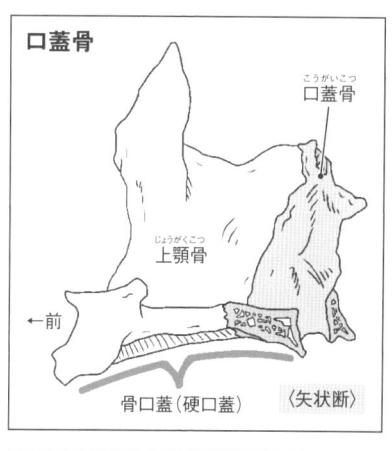

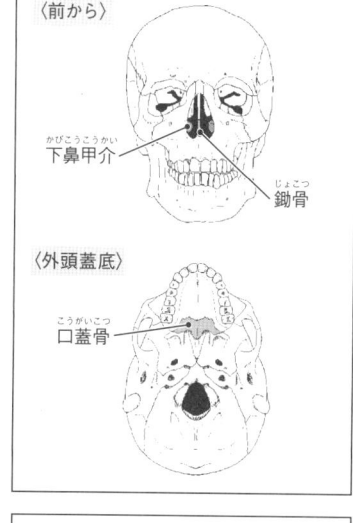

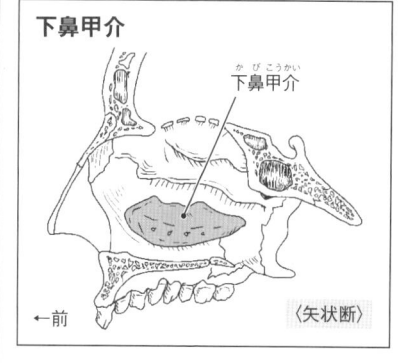

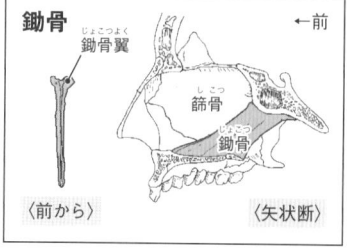

口蓋骨

口蓋骨
上顎骨
←前
骨口蓋(硬口蓋)
〈矢状断〉

〈前から〉
下鼻甲介
鋤骨

〈外頭蓋底〉
口蓋骨

下鼻甲介

下鼻甲介
←前
〈矢状断〉

鋤骨

鋤骨翼
〈前から〉

←前
篩骨
鋤骨
〈矢状断〉

☑ 第5章：頭蓋骨

12 下顎骨・舌骨 【mandible・hyoid bone】

① 下顎骨とは
下顎を形成する骨。側頭骨と顎関節を形成する。

② 下顎骨の形状

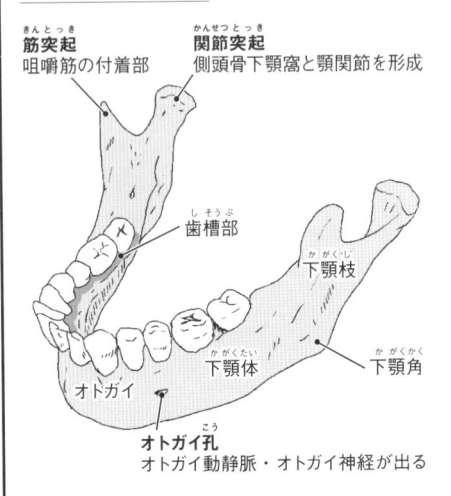

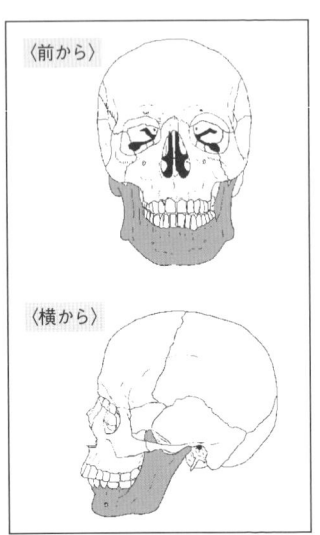

筋突起
咀嚼筋の付着部

関節突起
側頭骨下顎窩と顎関節を形成

歯槽部

下顎枝

オトガイ

下顎体

下顎角

オトガイ孔
オトガイ動静脈・オトガイ神経が出る

〈前から〉

〈横から〉

コツコツと雑学

下顎骨の中でヒトにだけある構造が「オトガイ」である。これは道具の発明や火の使用などであまり歯を使わなくなったため生じた変化であり、歯が発達していた猿人にはまだない構造である。

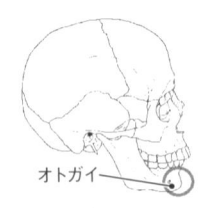

オトガイ

オトガイは、発声に関与する唇の微妙な動きを制御する筋群が付着する部位として発達したんだ

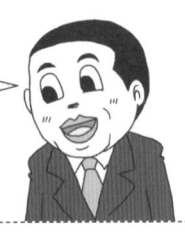

③顎関節

下顎骨関節突起の下顎頭と側頭骨下顎窩がつくる関節。関節内には関節円板がある。

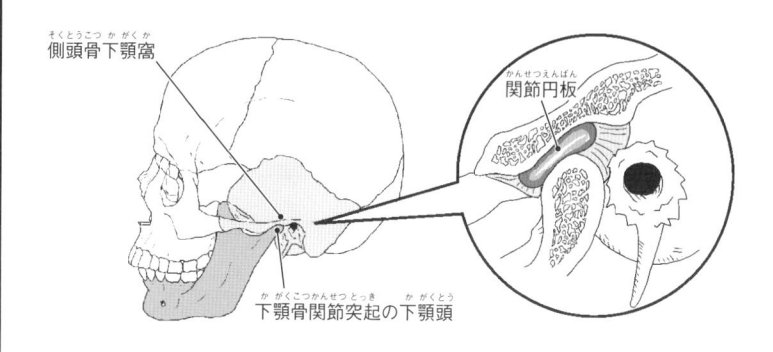

側頭骨下顎窩
関節円板
下顎骨関節突起の下顎頭

④舌骨とは

下顎骨と咽頭の間に位置する骨。他の骨と関節をつくらず、頚部の筋に支えられる。舌根を支持する。

⑤舌骨の形状

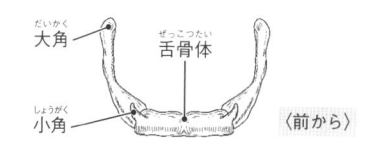

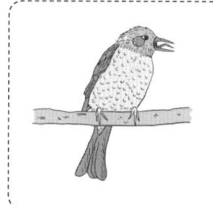

大角
舌骨体
小角
〈前から〉

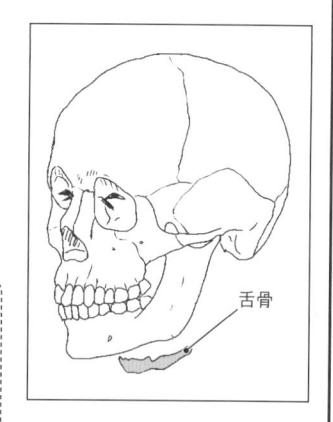

舌骨

コツコツと雑学

哺乳類の舌には骨はない。舌骨とは舌を動かす筋肉を支持する骨である。ちなみに、魚類や鳥類は舌自体に骨を持つ。

☑ 第5章：頭蓋骨

13 顔面頭蓋 [viscerocranium]

①顔面頭蓋とは

顔面頭蓋は頭蓋骨の下部を指し、顔面を形成。内臓頭蓋とも呼ばれる。

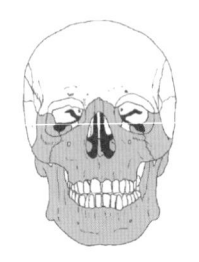

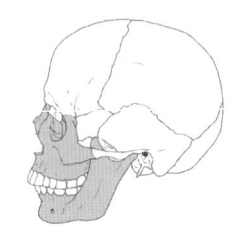

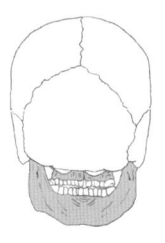

※顔面頭蓋の形成には以下の9種15個の骨が関与する。

> 上顎骨×2　頬骨×2　涙骨×2　鼻骨×2　下鼻甲介×2
> 鋤骨×1　口蓋骨×2　下顎骨×1　舌骨×1

②眼窩

眼窩は眼球とその付属器を収納する。前頭骨・頬骨・篩骨・涙骨・上顎骨・口蓋骨・蝶形骨の7つの骨で構成される。

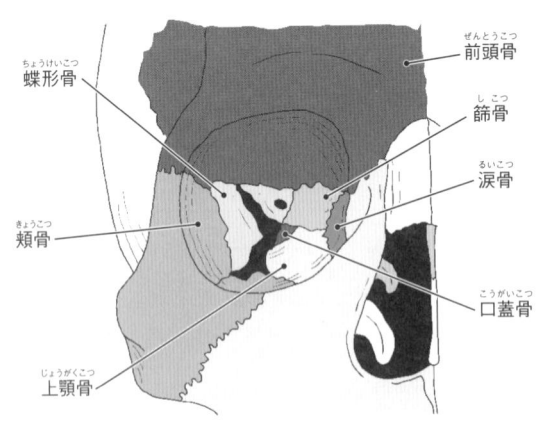

③眼窩の付属器

〈頭蓋骨の右側〉

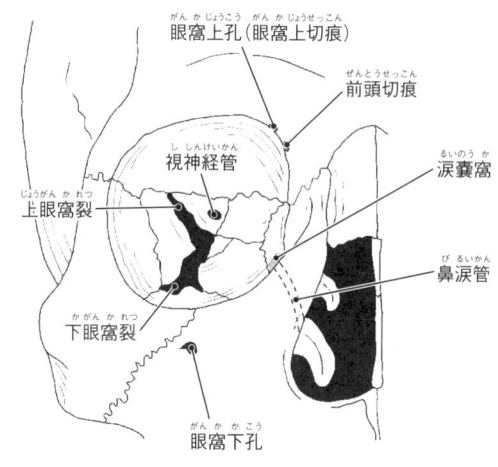

眼窩上孔(眼窩上切痕)
前頭切痕
視神経管
涙嚢窩
上眼窩裂
鼻涙管
下眼窩裂
眼窩下孔

付属器	通るもの
視神経管	視神経・眼動脈
上眼窩裂	動眼神経・滑車神経・眼神経・外転神経
下眼窩裂	上顎神経・その枝である頬骨神経・翼口蓋神経節からの上行枝
前頭切痕	滑車上動脈・眼窩上神経内側枝
眼窩上孔	眼窩上動脈・眼窩上神経外側枝
眼窩下孔	眼窩下動脈・眼窩下静脈・眼窩下神経

コツコツと雑学

脊椎動物の多くは眼球の周りに「膜骨」と呼ばれる骨があるが、哺乳類では進化の過程でこの「膜骨」は退化しており、眼球の周りに骨はない。

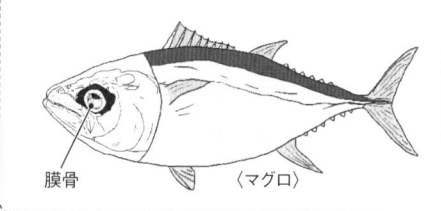

膜骨は大きな眼球を支持する骨だ！

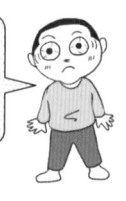

膜骨　〈マグロ〉

④鼻腔

鼻腔は顔面で梨状口として開き、後端は後鼻孔として外頭蓋底に開く。中心部には鼻中隔（上部：篩骨、下部：鋤骨）により左右に隔てられる。

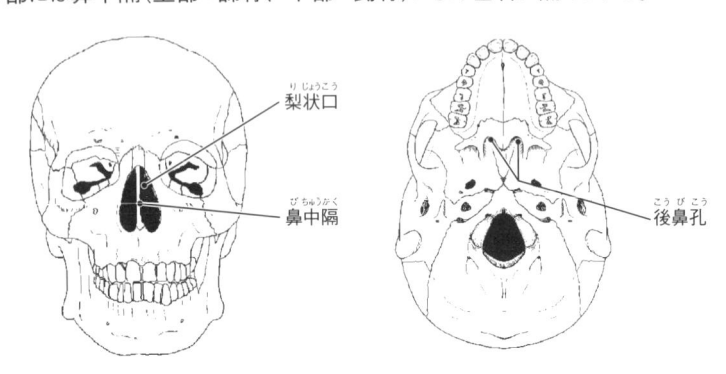

鼻腔の構成には前頭骨・鼻骨・篩骨・蝶形骨・上顎骨・下鼻甲介・鋤骨・口蓋骨の8つの骨が関与する。

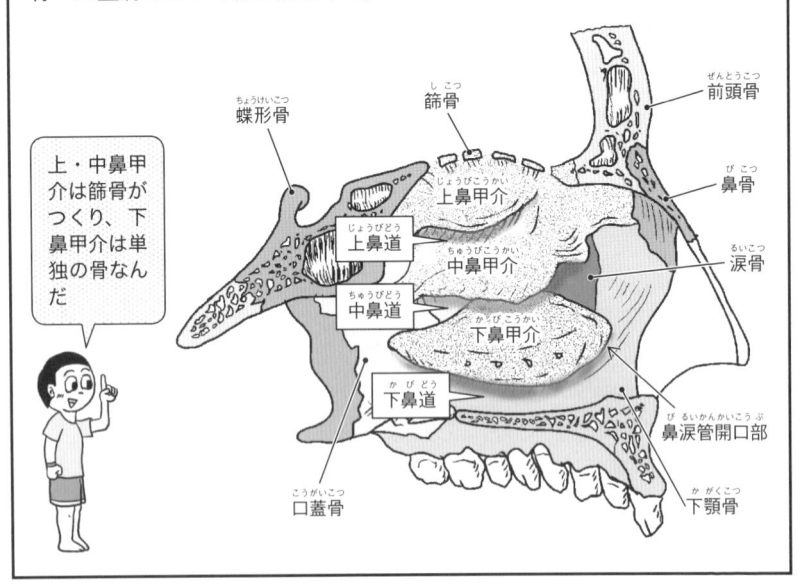

> 上・中鼻甲介は篩骨がつくり、下鼻甲介は単独の骨なんだ

⑤副鼻腔

鼻腔を囲む骨にできた腔所を副鼻腔という。上顎洞・蝶形骨洞・前頭洞・篩骨洞(篩骨蜂巣)の4つがそれに当たる。いずれも鼻腔と連絡する。

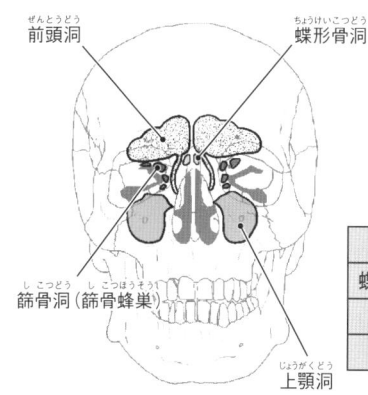

前頭洞
蝶形骨洞
篩骨洞(篩骨蜂巣)
上顎洞

> 副鼻腔は、その腔所で脳頭蓋と顔面頭蓋の大きさのバランスを取るために発達したものなんだって。

前頭洞	中鼻道へ開口
蝶形骨洞	鼻腔後上方へ開口
上顎洞	中鼻道へ開口
篩骨洞	上・中鼻道へ開口

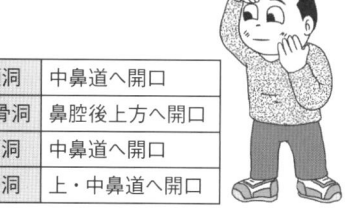

⑥口腔

口腔は口の中の空間で、上部を口蓋、底部を口腔底という。

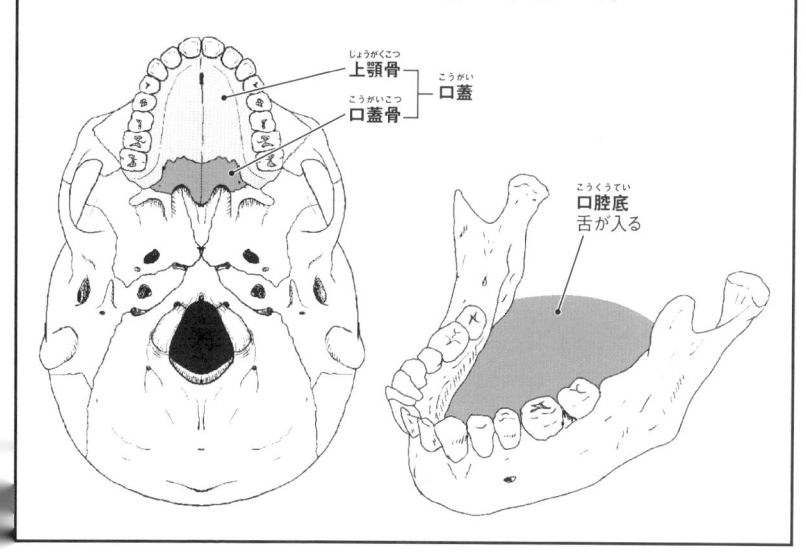

上顎骨
口蓋骨
}口蓋

口腔底
舌が入る

付録

Appendix

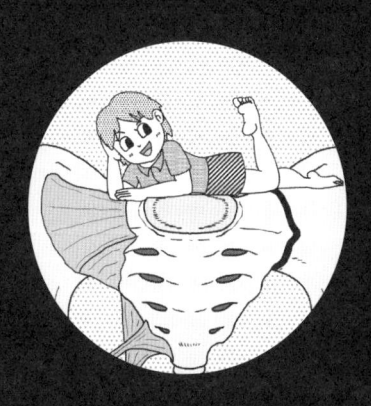

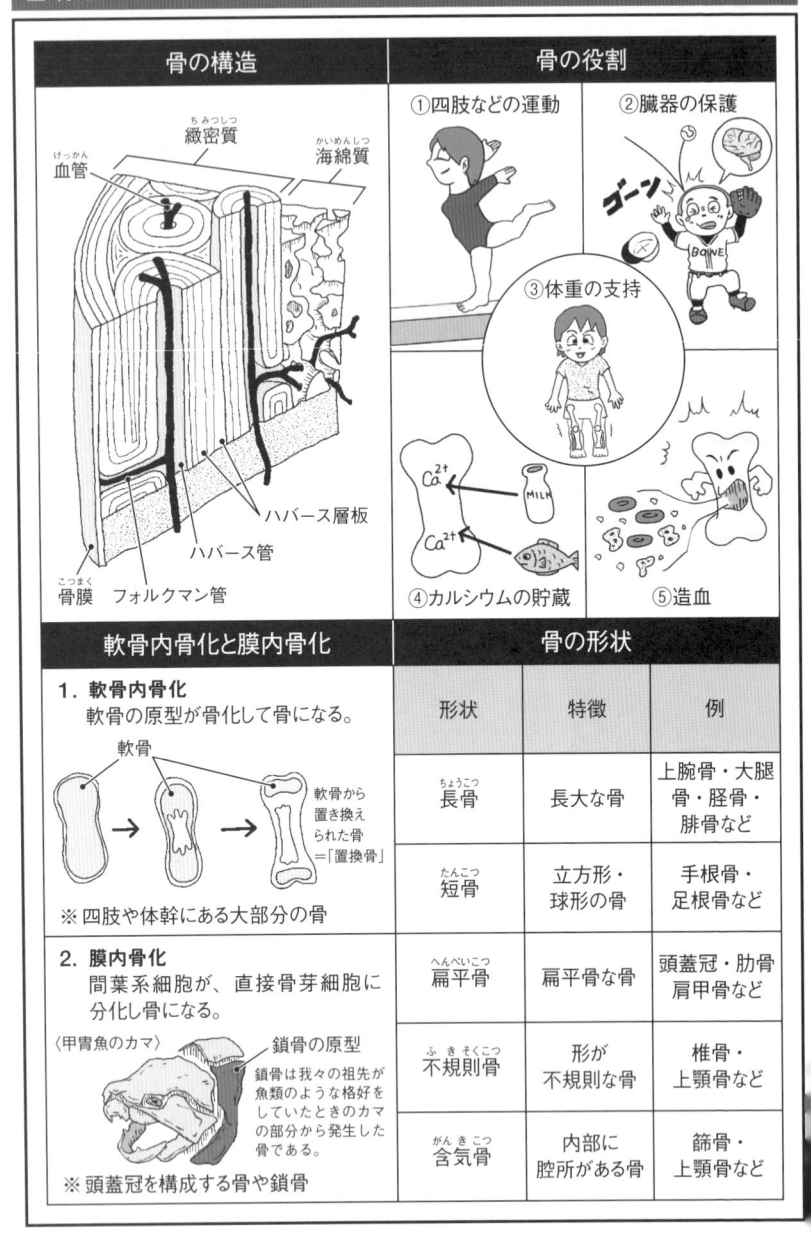

付録

骨の構造

- 緻密質
- 海綿質
- 血管
- ハバース層板
- ハバース管
- フォルクマン管
- 骨膜

骨の役割

①四肢などの運動
②臓器の保護
③体重の支持
④カルシウムの貯蔵
⑤造血

軟骨内骨化と膜内骨化

1. 軟骨内骨化
軟骨の原型が骨化して骨になる。

軟骨から置き換えられた骨＝「置換骨」

※四肢や体幹にある大部分の骨

2. 膜内骨化
間葉系細胞が、直接骨芽細胞に分化し骨になる。

〈甲冑魚のカマ〉 鎖骨の原型
鎖骨は我々の祖先が魚類のような格好をしていたときのカマの部分から発生した骨である。

※頭蓋冠を構成する骨や鎖骨

骨の形状

形状	特徴	例
長骨	長大な骨	上腕骨・大腿骨・脛骨・腓骨など
短骨	立方形・球形の骨	手根骨・足根骨など
扁平骨	扁平な骨	頭蓋冠・肋骨・肩甲骨など
不規則骨	形が不規則な骨	椎骨・上顎骨など
含気骨	内部に腔所がある骨	篩骨・上顎骨など

骨の連結

①線維性の連結

靭帯結合	縫合	釘植
骨と骨を線維性結合組織でつなぐもの	頭蓋骨などにみられる膠原線維束による結合	歯槽と歯根の結合。歯根膜が両者をつなぐ
脛腓靭帯結合、前腕骨間膜	冠状縫合、ラムダ縫合、鱗状縫合	歯根、歯槽
例)脛腓靭帯結合、前腕骨間膜	例)頭蓋骨同士の結合	例)歯槽と歯根の結合

②軟骨性の連結

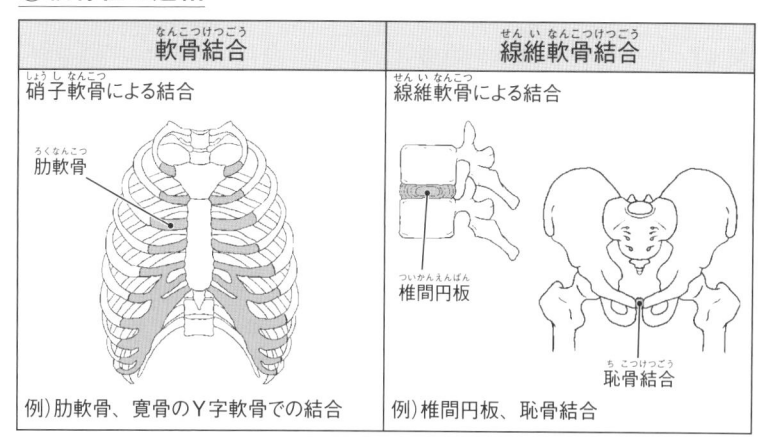

軟骨結合	線維軟骨結合
硝子軟骨による結合	線維軟骨による結合
肋軟骨	椎間円板、恥骨結合
例)肋軟骨、寛骨のY字軟骨での結合	例)椎間円板、恥骨結合

③滑膜性の連結

一般的に「関節」と呼ぶものがこれに当たる。

☑付録

関節の種類

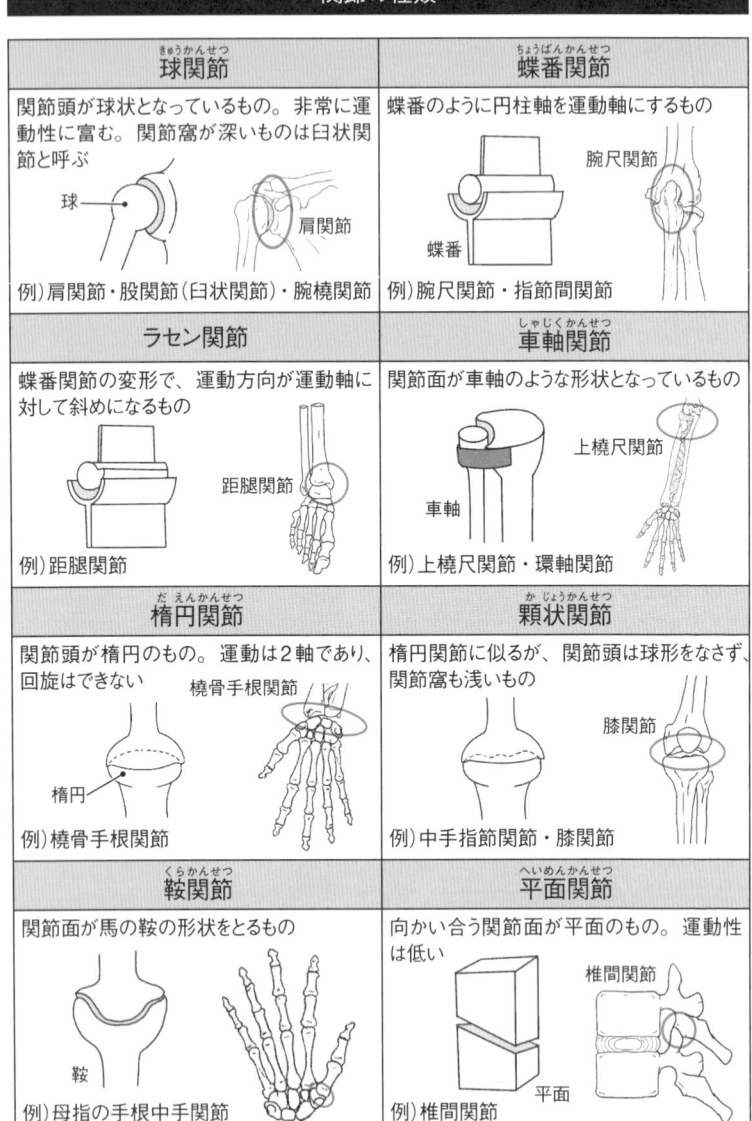

球関節
関節頭が球状となっているもの。非常に運動性に富む。関節窩が深いものは臼状関節と呼ぶ

例)肩関節・股関節(臼状関節)・腕橈関節

蝶番関節
蝶番のように円柱軸を運動軸にするもの

例)腕尺関節・指節間関節

ラセン関節
蝶番関節の変形で、運動方向が運動軸に対して斜めになるもの

例)距腿関節

車軸関節
関節面が車軸のような形状となっているもの

例)上橈尺関節・環軸関節

楕円関節
関節頭が楕円のもの。運動は2軸であり、回旋はできない

例)橈骨手根関節

顆状関節
楕円関節に似るが、関節頭は球形をなさず、関節窩も浅いもの

例)中手指節関節・膝関節

鞍関節
関節面が馬の鞍の形状をとるもの

例)母指の手根中手関節

平面関節
向かい合う関節面が平面のもの。運動性は低い

例)椎間関節

【参考文献】

東洋療法学校協会編『解剖学』（医歯薬出版株式会社）

坂井建雄、河原克雅編『カラー図解　人体の正常構造と機能』（日本医事新報社）

Frank H.Netter 著、相磯貞和訳『ネッター　解剖アトラス　原書第 4 版』（南江堂）

井尻正二、後藤仁敏著『新　ヒトの解剖』（築地書館）

井尻正二、小野寺春人著『新　人体の矛盾』（築地書館）

坂井建雄著『人体は進化を語る』（Newton Press）

盛口満著『フライドチキンの恐竜学』（SB クリエイティブ）

犬塚則久著『「退化」の進化学』（講談社）

齋藤篤著『手の多様性』（近代文芸社）

鈴木隆雄著『骨が語る』（大修館書店）

福田史夫著『頭骨コレクション』（築地書館）

Neil Shubin 著、垂水雄二訳『ヒトのなかの魚、魚のなかのヒト』（早川書房）

犬塚則久著『ヒトのかたち 5 億年』（てらぺいあ）

川崎悟司『ならべてくらべる動物進化図鑑』（ブックマン社）

Steave Parker 著『Eyewitness Guides SKELETON』（Dorling Kindersley Limited）

遠藤秀紀著『人体　失敗の進化史』（光文社）

原田晃著『マッスルインパクト』（医道の日本社）

INDEX

あ
アブミ骨【あぶみこつ】 79

う
烏口肩峰靱帯【うこうけんぽうじんたい】 31
烏口鎖骨靱帯【うこうさこつじんたい】 24,31
烏口上腕靱帯【うこうじょうわんじんたい】 31
烏口突起【うこうとっき】 25,26

え
遠位指節間関節(足)【えんいしせつかんかんせつ(あし)】 69
遠位指節間関節(手)【えんいしせつかんかんせつ(て)】 40

お
黄色靱帯【おうしょくじんたい】 3
横線【おうせん】 10
横足根関節【おうそっこんかんせつ】 64
横突起(尾骨)【おうとっき(びこつ)】 11
横突起(椎骨)【おうとっき(ついこつ)】 2
横突孔【おうとつこう】 4
横突肋骨窩【おうとつろっこつか】 2,7
オトガイ【おとがい】 90

か
外果【がいか】 60
外果関節面【がいかかんせつめん】 60
外後頭隆起【がいこうとうりゅうき】 75,86
外耳孔【がいじこう】 86
外側縁【がいそくえん】 25
外側顆(脛骨)【がいそくか(けいこつ)】 59
外側顆(大腿骨)【がいそくか(だいたいこつ)】 55
外側塊【がいそくかい】 5
外側環軸関節【がいそくかんじくかんせつ】 5
外側楔状骨【がいそくけつじょうこつ】 63
外側上顆(上腕骨)【がいそくじょうか(じょうわんこつ)】 28
外側上顆(大腿骨)【がいそくじょうか(だいたいこつ)】 55
外側靱帯【がいそくじんたい】 64
外側仙骨稜【がいそくせんこつりょう】 10
外側側副靱帯(肘関節)【がいそくそくふくじんたい(ちゅうかんせつ)】 34
外側側副靱帯(手の骨)【がいそくそくふくじんたい(て

のほね)】 41
外側側副靱帯(膝)【がいそくそくふくじんたい(ひざ)】 61
外側半月【がいそくはんげつ】 61
外頭蓋底【がいとうがいてい】 84
外頭蓋窩【がいとうがいか】 86
解剖頚【かいぼうけい】 29
下角【かかく】 25,26
下顎窩【かがくか】 76,86,91
下顎骨【かがくこつ】 90
下顎枝【かがくし】 90
下顎体【かがくたい】 90
下顎頭【かがくとう】 91
顆管【かかん】 75
顆間窩【かかんか】 55
下眼窩裂【かがんかれつ】 93
下関節上腕靱帯【かかんせつじょうわんじんたい】 31
下関節突起【かかんせつとっき】 2
顆間隆起【かかんりゅうき】 59
顎関節【がくかんせつ】 90,91
下後腸骨棘【かごちょうこつきょく】 47
下垂体窩【かすいたいか】 85
下前腸骨棘【かぜんちょうこつきょく】 47
下椎切痕【かついせっこん】 2
滑車切痕【かっしゃせっこん】 32
下橈尺関節【かとうしゃくかんせつ】 35
下鼻甲介【かびこうかい】 89
仮肋【かろく】 19
下肋骨窩【かろっこつか】 2
眼窩【がんか】 88,92
眼窩下孔【がんかかこう】 88,93
眼窩上孔【がんかじょうこう】 73,93
眼窩上切痕【がんかじょうせっこん】 93
寛骨【かんこつ】 45,50
寛骨臼【かんこつきゅう】 46,57
寛骨臼縁【かんこつきゅうえん】 46
寛骨臼窩【かんこつきゅうか】 46
寛骨臼切痕【かんこつきゅうせっこん】 46
関節窩【かんせつか】 33
関節下結節【かんせつかけっせつ】 26
関節環状面(尺骨)【かんせつかんじょうめん(しゃっこつ)】 32

関節環状面（橈骨）【かんせつかんじょうめん（とうこつ）】
　　‥‥‥‥‥‥‥‥‥‥‥‥‥‥‥‥‥ 33
関節上結節【かんせつじょうけっせつ】 ‥‥‥‥ 26
関節唇【かんせつしん】 ‥‥‥‥‥‥‥‥‥‥ 31
関節突起【かんせつとっき】 ‥‥‥‥‥‥‥ 90,91
環椎【かんつい】 ‥‥‥‥‥‥‥‥‥‥‥‥‥ 5
環椎横靱帯【かんついおうじんたい】 ‥‥‥‥‥ 5
環椎後頭関節【かんついこうとうかんせつ】 ‥ 5,86
環椎十字靱帯【かんつじゅうじじんたい】 ‥‥‥ 5
顔面頭蓋【がんめんとうがい】 ‥‥‥‥‥‥ 72,92
岩様部【がんようぶ】 ‥‥‥‥‥‥‥‥‥ 76,77

き

キヌタ骨【きぬたこつ】 ‥‥‥‥‥‥‥‥‥ 79
胸郭【きょうかく】 ‥‥‥‥‥‥‥‥‥‥‥ 14
胸郭下口【きょうかくかこう】 ‥‥‥‥‥‥‥ 15
胸郭上口【きょうかくじょうこう】 ‥‥‥‥‥ 15
胸腔【きょうくう】 ‥‥‥‥‥‥‥‥‥‥‥ 14
胸骨【きょうこつ】 ‥‥‥‥‥‥‥‥‥‥ 14,16
頬骨【きょうこつ】 ‥‥‥‥‥‥‥‥‥‥‥ 87
頬骨弓【きょうこつきゅう】 ‥‥‥‥‥‥‥‥ 87
胸骨体【きょうこつたい】 ‥‥‥‥‥‥‥‥‥ 16
胸骨端【きょうこつたん】 ‥‥‥‥‥‥‥‥‥ 23
頬骨突起【きょうこつとっき】 ‥‥‥‥‥‥ 76,86
胸骨柄【きょうこつへい】 ‥‥‥‥‥‥‥‥‥ 16
胸骨柄上縁【きょうこつへいじょうえん】 ‥‥‥ 15
頬骨隆起【きょうこつりゅうき】 ‥‥‥‥‥‥ 88
胸鎖関節【きょうさかんせつ】 ‥‥‥‥‥‥ 24,30
胸椎【きょうつい】 ‥‥‥‥‥‥‥‥‥‥ 2,7,14
胸壁【きょうへき】 ‥‥‥‥‥‥‥‥‥‥‥ 14
胸肋関節【きょうろくかんせつ】 ‥‥‥‥‥ 17,18
棘下窩【きょくかか】 ‥‥‥‥‥‥‥‥‥‥ 25
棘間靱帯【きょくかんじんたい】 ‥‥‥‥‥‥ 3
棘孔【きょくこう】 ‥‥‥‥‥‥‥‥‥‥ 80,85
棘上窩【きょくじょうか】 ‥‥‥‥‥‥‥‥‥ 25
棘上靱帯【きょくじょうじんたい】 ‥‥‥‥‥ 3
棘突起【きょくとっき】 ‥‥‥‥‥‥‥‥‥‥ 2
距骨【きょこつ】 ‥‥‥‥‥‥‥‥‥‥‥‥ 63
距骨下関節【きょこつかかんせつ】 ‥‥‥‥‥ 64
距骨滑車【きょこつかっしゃ】 ‥‥‥‥‥‥‥ 63
距骨頭【きょこつとう】 ‥‥‥‥‥‥‥‥‥‥ 63
距腿関節【きょたいかんせつ】 ‥‥‥‥‥‥‥ 64
距踵舟関節【きょしょうしゅうかんせつ】 ‥‥‥ 64
近位指節間関節（足）【きんいしせつかんかんせつ（あし）】
　　‥‥‥‥‥‥‥‥‥‥‥‥‥‥‥‥‥ 69
近位指節間関節（手）【きんいしせつかんかんせつ（て）】

‥‥‥‥‥‥‥‥‥‥‥‥‥‥‥‥‥ 40
筋突起【きんとっき】 ‥‥‥‥‥‥‥‥‥‥‥ 90

け

鶏冠【けいかん】 ‥‥‥‥‥‥‥‥‥‥‥‥ 81
脛骨【けいこつ】 ‥‥‥‥‥‥‥‥‥‥‥‥ 59
脛骨粗面【けいこつそめん】 ‥‥‥‥‥‥‥‥ 59
茎状突起（尺骨）【けいじょうとっき（しゃっこつ）】‥ 32
茎状突起（側頭骨）【けいじょうとっき（そくとうこつ）】
　　‥‥‥‥‥‥‥‥‥‥‥‥‥‥‥‥ 78,86
茎状突起（橈骨）【けいじょうとっき（とうこつ）】 ‥ 33
頚静脈孔【けいじょうみゃくこう】 ‥‥‥ 75,85,86
頚体角【けいたいかく】 ‥‥‥‥‥‥‥‥‥ 56
頚椎【けいつい】 ‥‥‥‥‥‥‥‥‥‥‥ 2,4
頚動脈管【けいどうみゃくかん】 ‥‥‥‥ 77,85,86
茎突下顎靱帯【けいとつかがくじんたい】 ‥‥‥‥ 78
茎突舌骨靱帯【けいとつぜっこつじんたい】 ‥‥‥ 78
茎乳突孔【けいにゅうとつこう】 ‥‥‥‥‥ 78,86
脛腓関節【けいひかんせつ】 ‥‥‥‥‥‥‥‥ 60
外科頚【げかけい】 ‥‥‥‥‥‥‥‥‥‥‥ 29
月状骨【げつじょうこつ】 ‥‥‥‥‥‥‥‥‥ 37
月状面【げつじょうめん】 ‥‥‥‥‥‥‥‥‥ 46
結節間溝【けっせつかんこう】 ‥‥‥‥‥‥ 28,29
肩甲下窩【けんこうかか】 ‥‥‥‥‥‥‥‥‥ 26
肩甲角【けんこうかく】 ‥‥‥‥‥‥‥‥‥ 26
肩甲胸郭関節【けんこうきょうかくかんせつ】 ‥‥‥ 30
肩甲棘【けんこうきょく】 ‥‥‥‥‥‥‥‥‥ 25
肩甲骨【けんこうこつ】 ‥‥‥‥‥‥‥‥‥ 25
肩甲上腕関節【けんこうじょうわんかんせつ】 ‥‥ 30
肩甲切痕【けんこうせっこん】 ‥‥‥‥‥‥ 25,26
肩鎖関節【けんさかんせつ】 ‥‥‥‥‥‥‥ 24,30
肩鎖靱帯【けんさじんたい】 ‥‥‥‥‥‥‥‥ 24
剣状突起【けんじょうとっき】 ‥‥‥‥‥‥‥ 16
肩峰【けんぽう】 ‥‥‥‥‥‥‥‥‥‥‥ 25,26
肩峰関節面【けんぽうかんせつめん】 ‥‥‥‥‥ 26
肩峰端【けんぽうたん】 ‥‥‥‥‥‥‥‥‥ 23

こ

口蓋【こうがい】 ‥‥‥‥‥‥‥‥‥‥‥ 88,95
口蓋骨【こうがいこつ】 ‥‥‥‥‥‥‥‥ 86,89
口蓋突起【こうがいとっき】 ‥‥‥‥‥‥‥‥ 88
岬角【こうかく】 ‥‥‥‥‥‥‥‥‥‥‥ 10,54
後弓【こうきゅう】 ‥‥‥‥‥‥‥‥‥‥‥‥ 5
後距腓靱帯【こうきょひじんたい】 ‥‥‥‥‥‥ 64
口腔【こうくう】 ‥‥‥‥‥‥‥‥‥‥‥‥ 95
後結節【こうけっせつ】 ‥‥‥‥‥‥‥‥‥‥ 4
硬口蓋【こうこうがい】 ‥‥‥‥‥‥‥‥ 86,89

後十字靱帯【こうじゅうじんたい】……… 61
後縦靱帯【こうじゅうじんたい】……… 3
鉤状突起【こうじょうとっき】……… 32
後仙骨孔【こうせんこつこう】……… 10
後仙腸靱帯【こうせんちょうじんたい】……… 50
後側頭泉門【こうそくとうせんもん】……… 83
後頭顆【こうとうか】……… 75,86
後頭蓋窩【こうとうがいか】……… 84,85
後頭骨【こうとうこつ】……… 75
鉤突窩【こうとつか】……… 28
後鼻孔【こうびこう】……… 86,94
股関節【こかんせつ】……… 57
鼓室部【こしつぶ】……… 76
骨口蓋【こつこうがい】……… 86,89
骨盤【こつばん】……… 50
骨盤下口【こつばんかこう】……… 53
骨盤腔【こつばんくう】……… 53,54
骨盤傾斜角【こつばんけいしゃかく】……… 53
骨盤上口【こつばんじょうこう】……… 53,54

さ

載距突起【さいきょとっき】……… 63
鎖骨【さこつ】……… 23,98
坐骨【ざこつ】……… 45,48
鎖骨下筋溝【さこつかきんこう】……… 23
鎖骨間靱帯【さこつかんじんたい】……… 24
坐骨棘【ざこつきょく】……… 48
坐骨結節【ざこつけっせつ】……… 48
坐骨枝【ざこつし】……… 48
鎖骨体【さこつたい】……… 23
坐骨体【ざこつたい】……… 48
坐骨大腿靱帯【ざこつだいたいじんたい】……… 57
三角筋粗面【さんかくきんそめん】……… 29
三角骨【さんかくこつ】……… 37
三角靱帯【さんかくじんたい】……… 64

し

ショパール関節【しょぱーるかんせつ】……… 64
軸椎【じくつい】……… 5
指骨【しこつ】……… 40
趾骨【しこつ】……… 69
篩骨【しこつ】……… 81
篩骨洞【しこつどう】……… 81,95
篩骨蜂巣【しこつほうそう】……… 81,95
篩骨迷路【しこつめいろ】……… 81
耳小骨【じしょうこつ】……… 79
耳状面(仙骨)【じじょうめん(せんこつ)】……… 10
耳状面(腸骨)【じじょうめん(ちょうこつ)】……… 47
視神経管【ししんけいかん】……… 80,85,93
指節間関節(足)【しせつかんかんせつ(あし)】… 69
指節間関節(手)【しせつかんかんせつ(て)】…… 40
歯槽突起【しそうとっき】……… 88
歯槽部【しそうぶ】……… 90
膝蓋骨【しつがいこつ】……… 58,61
膝蓋骨尖【しつがいこつせん】……… 58
膝蓋骨底【しつがいこつてい】……… 58
膝蓋靱帯【しつがいじんたい】……… 61
膝蓋面【しつがいめん】……… 55
膝関節【しつかんせつ】……… 61
歯突起【しとっき】……… 5
篩板【しばん】……… 84
斜台【しゃだい】……… 75,85
尺骨【しゃっこつ】……… 32
尺骨神経溝【しゃっこつしんけいこう】……… 29
尺骨切痕【しゃっこつせっこん】……… 33
尺骨粗面【しゃっこつそめん】……… 32
尺骨頭【しゃっこつとう】……… 32
舟状骨(足)【しゅうじょうこつ(あし)】……… 63
舟状骨(手)【しゅうじょうこつ(て)】……… 37
手関節関節面【しゅかんせつかんせつめん】…… 33
手根管【しゅこんかん】……… 38
手根骨【しゅこんこつ】……… 37,38
手根中央関節【しゅこんちゅうおうかんせつ】… 38
手根中手関節【しゅこんちゅうしゅかんせつ】… 38
上縁【じょうえん】……… 25
上角【じょうかく】……… 25,26
小角【しょうかく】……… 91
上顎骨【じょうがくこつ】……… 86,88,95
上顎洞【じょうがくどう】……… 95
上眼窩裂【じょうがんかれつ】……… 80,85,93
上関節上腕靱帯【じょうかんせつじょうわんじんたい】
……… 31
上関節突起【じょうかんせつとっき】……… 2
小結節【しょうけっせつ】……… 28
小口蓋孔【しょうこうがいこう】……… 86
上後腸骨棘【じょうごちょうこつきょく】……… 47
踵骨【しょうこつ】……… 63
小骨盤【しょうこつばん】……… 53
踵骨隆起【しょうこつりゅうき】……… 63
小坐骨孔【しょうざこつこう】……… 52
小坐骨切痕【しょうざこつせっこん】……… 48,52
上前腸骨棘【じょうぜんちょうこつきょく】……… 47

小泉門【しょうせんもん】	83
掌側靱帯【しょうそくじんたい】	41
上椎切痕【じょうついせっこん】	2
小転子【しょうてんし】	55
上橈尺関節【じょうとうしゃくかんせつ】	34,35
踵腓靱帯【しょうひじんたい】	64
上鼻甲介【じょうびこうかい】	81,94
小翼【しょうよく】	80,84
踵立方関節【しょうりっぽうかんせつ】	64
小菱形骨【しょうりょうけいこつ】	36,37
上肋骨窩【じょうろっこつか】	2,7
上腕骨【じょうわんこつ】	28
上腕骨滑車【じょうわんこつかっしゃ】	28
上腕骨小頭【じょうわんこつしょうとう】	28
上腕骨頭【じょうわんこっとう】	28
鎖骨【じょこつ】	89
鎖骨翼【じょこつよく】	89
歯列弓【しれつきゅう】	86
神経頭蓋【しんけいとうがい】	82
真肋【しんろく】	19
す	
スプリング靱帯【すぷりんぐじんたい】	65
髄核【ずいかく】	3
錐体【すいたい】	77,85
垂直板【すいちょくばん】	81
せ	
正円孔【せいえんこう】	80,85
正中環軸関節【せいちゅうかんじくかんせつ】	5
正中仙骨稜【せいちゅうせんこつりょう】	10
脊髄神経溝【せきずいしんけいこう】	4
脊柱【せきちゅう】	2
舌下神経管【ぜっかしんけいかん】	75,85
舌骨【ぜっこつ】	91
舌骨体【ぜっこつたい】	91
舌根【ぜっこん】	91
切歯孔【せっしこう】	86
前弓【ぜんきゅう】	5
前胸鎖靱帯【ぜんきょうさじんたい】	24
仙棘靱帯【せんきょくじんたい】	50、51、52
前距腓靱帯【ぜんきょひじんたい】	64
前脛腓靱帯【ぜんけいひじんたい】	60
前結節【ぜんけっせつ】	4
仙結節靱帯【せんけっせつじんたい】	50,51,52
仙骨【せんこつ】	10,50,54
仙骨角【せんこつかく】	10
仙骨管【せんこつかん】	10
仙骨尖【せんこつせん】	10
仙骨底【せんこつてい】	10
前十字靱帯【ぜんじゅうじじんたい】	61
前縦靱帯【ぜんじゅうじんたい】	3
前仙骨孔【ぜんせんこつこう】	10
前仙腸靱帯【ぜんせんちょうじんたい】	50
前側頭泉門【ぜんそくとうせんもん】	83
仙腸関節【せんちょうかんせつ】	50
仙椎【せんつい】	2,10
前頭蓋窩【ぜんとうがいか】	84
前頭骨【ぜんとうこつ】	73,84
前頭切痕【ぜんとうせっこん】	73,93
前頭洞【ぜんとうどう】	95
前頭突起【ぜんとうとっき】	88
前捻角【ぜんねんかく】	56
前腓骨頭靱帯【ぜんひこつとうじんたい】	60
そ	
足底踵立方靱帯【そくていしょうりっぽうじんたい】	65
足底足根靱帯【そくていそっこんじんたい】	65
側頭骨【そくとうこつ】	76
側副靱帯(指)【そくふくじんたい(ゆび)】	41
粗線【そせん】	55
足根管【そっこんかん】	66
足根骨【そっこんこつ】	63
足根中足関節【そっこんちゅうそくかんせつ】	68
足根洞【そっこんどう】	66
た	
大角【だいかく】	91
大結節【だいけっせつ】	28
大口蓋孔【だいこうがいこう】	86
大後頭孔【だいこうとうこう】	75,85
大骨盤【だいこつばん】	53
大坐骨孔【だいざこつこう】	51
大坐骨切痕【だいざこつせっこん】	47,51
大泉門【だいせんもん】	83
大腿骨【だいたいこつ】	55
大腿骨頚【だいたいこっけい】	55
大腿骨体【だいたいこったい】	55
大腿骨頭【だいたいこっとう】	55,57
大腿骨頭窩【だいたいこっとうか】	55
大腿骨頭靱帯【だいたいこっとうじんたい】	57
大転子【だいてんし】	55
大翼【だいよく】	80
大菱形骨【だいりょうけいこつ】	36,37

短足底靱帯【たんそくていじんたい】 ……………… 65
ち
恥骨【ちこつ】 ………………………… 44,45,49,52
恥骨下角【ちこつかかく】 ……………… 50,54
恥骨下枝【ちこつかし】 ……………………… 49
恥骨弓【ちこつきゅう】 ………………………… 50
恥骨筋線【ちこつきんせん】 …………………… 55
恥骨結合【ちこつけつごう】 …………………… 50
恥骨結合面【ちこつけつごうめん】 …………… 49
恥骨結節【ちこつけっせつ】 …………………… 49
恥骨櫛【ちこつしつ】 …………………… 49,53
恥骨上枝【ちこつじょうし】 …………………… 49
恥骨体【ちこつたい】 …………………………… 49
恥骨大腿靱帯【ちこつだいたいじんたい】 …… 57
恥骨隆起【ちこつりゅうき】 …………………… 49
恥骨稜【ちこつりょう】 ………………………… 49
中間楔状骨【ちゅうかんけつじょうこつ】 …… 63
中関節上腕靱帯【ちゅうかんせつじょうわんじんたい】
 ……………………………………………………… 31
中間仙骨稜【ちゅうかんせんこつりょう】 …… 10
中手骨【ちゅうしゅこつ】 ……………………… 39
中手指節関節【ちゅうしゅしせつかんせつ】
 ……………………………………………………… 40
中足骨【ちゅうそくこつ】 ……………………… 67
中足指節関節【ちゅうそくしせつかんせつ】 … 68,69
肘頭【ちゅうとう】 ……………………………… 32
肘頭窩【ちゅうとうか】 ………………………… 28
中頭蓋窩【ちゅうとうがいか】 ……………… 84,85
中鼻甲介【ちゅうびこうかい】 ……………… 81,94
蝶形骨【ちょうけいこつ】 ……………………… 80
蝶形骨洞【ちょうけいこつどう】 …………… 80,95
蝶形骨の体部【ちょうけいこつのたいぶ】 …… 85
長骨【ちょうこつ】 …………………… 32,33,55
腸骨【ちょうこつ】 ……………………… 45,47
腸骨窩【ちょうこつか】 ………………………… 47
腸骨大腿靱帯【ちょうこつだいたいじんたい】 …… 57
腸骨稜【ちょうこつりょう】 …………………… 47
長足底靱帯【ちょうそくていじんたい】 ……… 65
つ
ツチ骨【つちこつ】 ……………………………… 79
椎間円板【ついかんえんばん】 ………………… 3
椎間関節【ついかんかんせつ】 ………………… 3
椎間板【ついかんばん】 ………………………… 8
椎弓【ついきゅう】 ……………………………… 2
椎孔【ついこう】 ………………………………… 2
椎骨【ついこつ】 ………………………………… 2
椎体【ついたい】 ………………………………… 2
て
殿筋粗面【でんきんそめん】 …………………… 55
殿筋面【でんきんめん】 ………………………… 47
転子窩【てんしか】 ……………………………… 55
転子間線【てんしかんせん】 …………………… 55
転子間稜【てんしかんりょう】 ………………… 55
と
トルコ鞍【とるこあん】 ……………………… 80,85
頭蓋窩【とうがいか】 …………………………… 84
頭蓋冠【とうがいかん】 ……………………… 82,83
頭蓋腔【とうがいくう】 ………………………… 82
頭蓋骨【とうがいこつ】 ………………………… 72
頭蓋底【とうがいてい】 ……………………… 82,84
橈骨【とうこつ】 ………………………………… 33
橈骨窩【とうこつか】 …………………………… 28
橈骨神経溝【とうこつしんけいこう】 ………… 29
橈骨切痕【とうこつせっこん】 ………………… 32
橈骨粗面【とうこつそめん】 …………………… 33
橈骨頭【とうこつとう】 ………………………… 33
橈骨輪状靱帯【とうこつりんじょうじんたい】 …… 34
橈骨手根関節【とうこつしゅこんかんせつ】 … 38
豆状骨【とうじょうこつ】 ……………………… 37
頭頂骨【とうちょうこつ】 ……………………… 74
な
内果【ないか】 …………………………………… 59
内果関節面【ないかかんせつめん】 …………… 59
内耳孔【ないじこう】 ………………………… 77,85
内臓頭蓋【ないぞうとうがい】 ………………… 92
内側縁【ないそくえん】 ………………………… 25
内側顆(脛骨)【ないそくか(けいこつ)】 ……… 59
内側顆(大腿骨)【ないそくか(だいたいこつ)】 … 55
内側楔状骨【ないそくけつじょうこつ】 ……… 63
内側上顆(上腕骨)【ないそくじょうか(じょうわんこつ)】
 ……………………………………………………… 28
内側上顆(大腿骨)【ないそくじょうか(だいたいこつ)】
 ……………………………………………………… 55
内側靱帯【ないそくじんたい】 ………………… 64
内側側副靱帯(肘関節)【ないそくそくふくじんたい(ちゅうかんせつ)】 ……………………………… 34
内側側副靱帯(膝)【ないそくそくふくじんたい(ひざ)】
 ……………………………………………………… 61
内側半月【ないそくはんげつ】 ………………… 61
内転筋結節【ないてんきんけっせつ】 ………… 55

内頭蓋底【ないとうがいてい】 …………………… 84
に
乳頭突起【にゅうとうとっき】……………………… 8
乳様突起【にゅうようとっき】 ……………… 77,86
の
脳頭蓋【のうとうがい】 ……………………… 72、82
は
破裂孔【はれつこう】 …………………………… 86
ひ
ヒラメ筋線【ひらめきんせん】 ………………… 59
腓骨【ひこつ】 …………………………………… 60
尾骨【びこつ】 ……………………………… 11,50
鼻骨【びこつ】 …………………………………… 87
腓骨頚【ひこつけい】 …………………………… 60
腓骨体【ひこつたい】 …………………………… 60
腓骨頭【ひこつとう】 …………………………… 60
鼻中隔【びちゅうかく】 …………………… 89,94
尾椎【びつい】 ……………………………… 2,11
ふ
副突起【ふくとっき】 ……………………………… 8
副鼻腔【ふくびくう】 …………………………… 95
浮遊肋【ふゆうろく】 …………………………… 19
分界線【ぶんかいせん】 ………………………… 53
へ
閉鎖管【へいさかん】 …………………………… 52
閉鎖孔【へいさこう】 …………………… 48,52,54
ほ
放射状胸肋靱帯【ほうしゃじょうきょうろくじんたい】
 ………………………………………………… 17
ゆ
有鈎骨【ゆうこうこつ】 ………………………… 37
有頭骨【ゆうとうこつ】 ………………………… 37
よ
腰椎【ようつい】 ………………………………… 2,8
翼状管【よくじょうかん】 ……………………… 80
翼状靱帯【よくじょうじんたい】 ………………… 5
翼状突起【よくじょうとっき】 …………… 80,86
ら
卵円孔【らんえんこう】 ……………… 80,85,86
り
リスフラン関節【りすふらんかんせつ】 ……… 68
梨状口【りじょうこう】 ………………………… 94
立方骨【りっぽうこつ】 ………………………… 63
鱗部【りんぶ】 …………………………………… 76
る
涙骨【るいこつ】 ………………………………… 87
涙嚢窩【るいのうか】 ……………………… 87,93
ろ
肋横突関節【ろくおうとつかんせつ】 ………… 7,18
肋剣靱帯【ろくけんじんたい】 ………………… 17
肋骨【ろっこつ】 ……………………………… 7,14,18
肋骨角【ろっこつかく】 ………………………… 18
肋骨弓【ろっこつきゅう】 ……………………… 19
肋骨頚【ろっこつけい】 ………………………… 18
肋骨結節【ろっこつけっせつ】 ………………… 18
肋骨溝【ろっこつこう】 ………………………… 18
肋骨体【ろっこつたい】 ………………………… 18
肋骨頭【ろっこつとう】 ………………………… 18
肋骨頭関節【ろっこつとうかんせつ】 ………… 7,18
肋骨突起【ろっこつとっき】 …………………… 8
わ
腕尺関節【わんしゃくかんせつ】 ……………… 34
腕橈関節【わんとうかんせつ】 ………………… 34

【著者略歴】

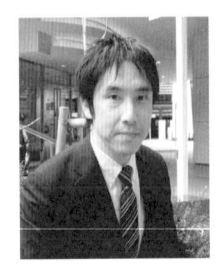

原田 晃
Akira Harada

鍼師・灸師。1973年千葉県生まれ。筑波大学大学院人間総合科学研究科修了。伝統工芸品の営業、昆虫の研究などの職業を経て中央医療学園鍼灸学科に入学。卒業後、東京衛生学園臨床教育専攻科に進み、現在はお茶の水はりきゅう専門学校専任教員。

本文・カバーデザイン：掛川竜
本文DTP：ベクトル印刷株式会社

ボーンインパクト

2014年 4月30日　初版第1刷発行
2023年 2月10日　初版第4刷発行

著者　　原田晃
発行者　戸部慎一郎
発行所　株式会社医道の日本社
　　　　〒237-0068　神奈川県横須賀市追浜本町1-105
電話　　046-865-2161
FAX　　046-865-2707

2014 © 原田晃
印刷　　ベクトル印刷株式会社
ISBN978-4-7529-3105-8 C3047